风湿免疫科疑难病例集萃　古洁若　总主编

风湿免疫科疑难病例集
第三辑

廖泽涛　谢雅　主编

中山大学出版社
·广州·

版权所有　翻印必究

图书在版编目（CIP）数据

风湿免疫科疑难病例集．第三辑/廖泽涛，谢雅主编．－－广州：中山大学出版社，2025.2．－－（风湿免疫科疑难病例集萃/古洁若总主编）．
ISBN 978-7-306-08385-2

Ⅰ．R593.21

中国国家版本馆 CIP 数据核字第 20257VL025 号

出 版 人：	王天琪
策划编辑：	古碧卡　吕肖剑
责任编辑：	吕肖剑
封面设计：	林绵华
责任校对：	吴茜雅
责任技编：	靳晓虹
出版发行：	中山大学出版社
电　　话：	编辑部 020 - 84110283，84113349，84111997，84110779，84110776
	发行部 020 - 84111998，84111981，84111160
地　　址：	广州市新港西路 135 号
邮　　编：	510275　　传　　真：020 - 84036565
网　　址：	http://www.zsup.com.cn　E-mail：zdcbs@mail.sysu.edu.cn
印 刷 者：	广东虎彩云印刷有限公司
规　　格：	787mm×1092mm　1/16　10.25 印张　208 千字
版次印次：	2025 年 2 月第 1 版　2025 年 2 月第 1 次印刷
定　　价：	42.00 元

如发现本书因印装质量影响阅读，请与出版社发行部联系调换

前言

风湿免疫性疾病，蕴含着很多的奥秘。疾病的表象纷繁复杂，即使是常见的风湿免疫病，每一类既会展现已有的共性，又会有不寻常的临床个性特征。因此，对于风湿免疫科的医生而言，每个病例的精准诊疗过程都需要医生在科学的逻辑思维基础上，将扎实的医学基础和临床的经验结合起来做出诊断。

本书选录了部分我院风湿免疫科近年来诊治的典型、疑难与复杂病例，这些病例是各级医师对患者进行细致的视触叩听诊疗过程、结合全面的辅助检查结果，以及多学科讨论后，制定出符合逻辑的、正确的诊治策略，并且获得了较好的诊疗效果和预后的实证。在编写过程中，我们对每一个病例进行了详尽的回顾与分析，还点评了诊治过程中的经验教训，提炼了诊治要点。值得强调的是，在风湿免疫性疾病的临床医教研并举的工作过程中，我们坚信，细节决定成败。患者每一个微小的变化，都可能成为我们解开疾病之谜的关键。因此，在诊治过程中，医生要始终保持高度的警觉和敏锐的观察力，从细微之处寻找线索尤为重要。本疑难病例集所收录的病例，既有常见疾病的罕见表现，也有罕见病的常见表型，让我们在熟知的疾病中发现新的启示，通过细致观察、层层剖析最终揭开谜团。我们相信多一份思路，少一份茫然；多一份智慧，少一份愚昧；多一份成熟，少一份幼稚。

我衷心感谢所有为本书付出努力和贡献的我们团队的每一位成员，是你们的辛勤付出和无私奉献，才使得这部书得以问世。我们期望通过本书向读者分享我们在风湿免疫疑难病例的诊治过程中获得的经验与教训，这里是我们智慧的浓缩，也是我们诊疗的法则、我们花夕朝拾、上下求索，为提高我们诊疗的水平同心协力，期望风湿免疫学科桃李芬芳。

我们深知，患者的信任与支持是我们不断前进的动力。每一位患者的康复，都离不开他们的坚持与配合。因此，我们始终秉持着医者仁心，运用我们的专业知识和技能，为患者提供最精准的治疗与最优质的服务，在此也特别感谢相关患者的知情同意分享。

鉴于我们医学知识的局限，本书在编写过程中难免存在不足之处，期待广大读者提出宝贵的建议，给予斧正。

中山大学附属第三医院风湿免疫科学科带头人：古洁若

2024 年 6 月 18 日

目 录

病例 1　免疫抑制陷困境，退一步海阔天空——过度免疫抑制治疗的血管炎 ………………………………………………………………………… 1

病例 2　迷雾重重，路在何方——消瘦伴肌无力的少女 ………… 9

病例 3　此起彼伏的器官功能异常——肿瘤免疫治疗相关不良反应 … 16

病例 4　双兔傍地走，安能辨我是雄雌——性质不明的皮疹和肺炎 … 24

病例 5　生物制剂显奇功——抗 MDA5 抗体阳性皮肌炎的治疗困境 … 31

病例 6　兜兜转转，蓦然回首仍是你——呼吸道阻塞，最终病因竟是它 … 39

病例 7　狼行千里，时刻警惕——长期稳定狼疮，为何突发腹痛 … 44

病例 8　多年肝病是虚晃，IgG4 升高为哪般 ……………………… 49

病例 9　相见多时却不识，原来腹痛是狼疮 ……………………… 55

病例 10　步步惊心，谨慎求证——不明原因发热的长期随诊 …… 59

病例 11　似是而非谁得知，把握本质求真相——年轻男性，骶髂关节急性炎症 …………………………………………………………… 65

病例 12　金风玉露一相逢——皮疹与腰背痛的结合 ……………… 70

病例 13　细心求证得真知，权衡比对出妙招——肉芽肿性血管炎的生物制剂治疗 ……………………………………………………………… 76

病例 14　杀伐果断除病魔——成人 Still 病合并巨噬细胞活化综合征的及时识别及治疗 ………………………………………………………… 83

病例 15　大胆假设，小心求证——中年男性肌酶升高的鉴别 …… 91

病例 16　挽狂澜于既倒——胸腹大动脉广泛动脉瘤和夹层形成的危重血管炎内科治疗 …………………………………………………………… 96

病例 17　防微杜渐——AAV 的早期识别干预 ……………………… 103

病例 18　乱花渐欲迷人眼——老年男性，多系统受累，注意系统性血管炎 …………………………………………………………………… 109

病例 19　一波三折终如愿——难治性成人 Still 病的治疗 ………… 115

病例 20　锲而不舍，十三载关节畸形终确诊 ……………………… 124

病例 21 卿非黛玉，缘何弱柳扶风——年轻女性，反复活动后胸痛气促
.... 130
病例 22 看似寻常最崎岖——年轻男性，反复多关节痛伴腰臀痛 137
病例 23 命悬一线——免疫不良反应致重症心肌炎 143
病例 24 拿什么拯救你，脆弱的胰腺——狼疮性重症胰腺炎 151

病例1　免疫抑制陷困境，退一步海阔天空
——过度免疫抑制治疗的血管炎

黄某，女性，57岁，广东茂名人，2021年6月28日入院。

一、主诉

发现肌酐升高3个月余，口唇溃烂1周。

二、现病史及相关病史

患者3个月余前因乏力、腹痛于当地医院就诊，检查发现肌酐>800 μmol/L，考虑急性肾衰竭。患者转至广州某医院就诊，检查肌酐771 μmol/L，p-ANCA（+），MPO-ANCA（+），ACA（+）。肾穿刺活检病理：光镜下13个肾小球中1个球硬化，8个细胞性、3个细胞纤维性及1个纤维性新月体形成，肾小管灶性萎缩；免疫荧光：IgG（2+）、补体C（3+）弥漫性、球性、线性沉积于肾小球基底膜，IgA、IgM、C1q均阴性。诊断为"ANCA相关性血管炎、急性肾衰竭"，予以甲强龙静脉冲击（4天，共1.5 g），改泼尼松50 mg qd治疗10天，后减为泼尼松30 mg qd，联合静脉环磷酰胺（共2.0 g）治疗以及其他对症治疗。血肌酐降低后出院，出院后继续服用泼尼松30 mg qd。1个月余前患者因胸闷、气促再次入院治疗，查肌酐685 μmol/L，诊断同前，予以泼尼松30 mg qd，联合静脉环磷酰胺（1.0 g，累计共3 g）及对症治疗，症状改善后出院。3周前因咳嗽、咳痰住院治疗，胸部CT提示肺部炎性改变，考虑肺部真菌加细菌感染，查肌酐569.9 μmol/L，予以抗感染（头孢曲松钠+大扶康）治疗后好转，分别于2021年6月17日和6月18日注射2次利妥昔单抗各500 mg治疗，症状改善后出院。激素减为泼尼松20 mg qd，并预约出院14天后再次入院行利妥昔单抗治疗。1周前出现双下肢轻度水肿、口唇溃烂伴疼痛，伴发热、咳嗽、咳痰、胸闷、呼吸困难，吞咽时胸部疼痛，服药无明显改善。为进一步治疗，来中山大学附属第三医院（简称"我院"）门诊就诊，门诊以"ANCA相关性血管炎"收入风湿免疫科（简称"我科"）。患者自起病以来精神一般，睡眠差，食欲差，1周未排大便，小便正常，体重下降

不详。

患者既往2014年诊断"甲亢"，规律服药1年余后遵医嘱停药。否认高血压、糖尿病、冠心病等慢性病史，否认肝炎、肺结核等传染病史，曾行卵巢切除术，否认重大外伤史，否认输血和血制品史，预防免疫接种不详，否认食物、药物过敏史。出生于广东茂名，长期居留地广州，无烟酒嗜好，无特殊嗜好如食鱼生史，无冶游史等。否认家族中两系三代与患者有类似疾病，无家族遗传性、免疫性和精神性疾病。

月经婚育史：已婚已育，配偶及子女体健。已绝经，否认绝经后阴道不规则流血流液。

病史采集的重点和临床启示

该患者是一个多次就诊病例，3个月前发病以来已在外院反复住院4次，症状涉及范围比较广泛，同时有比较完善的外院血液学、生化、免疫学及病理学检查结果，原发病诊断比较明确。此次来我院就诊的主要原因在于外院住院治疗后出现明显不适，其原因有可能是原发病控制不佳、药物不良反应或出现新的并发症，因此，本病例的病史采集重点应围绕各种临床表现出现的时间节点与诊疗经过的关系来展开。

从症状上看，患者突出表现为肾损害、心血管系统及呼吸系统相关表现，病史的询问应围绕肾脏、心脏、呼吸相关临床症状、起病时间、诊治过程展开。近期全身表现及皮肤黏膜损害显著，如口唇糜烂、乏力、睡眠差、食欲差、体重下降，应警惕除血管炎以外全身系统性疾病如肿瘤，故也应询问各系统伴随症状以及有鉴别意义的症状等。应注意以下几点：①胸闷症状的进一步询问。围绕起病诱因，发病情况，胸闷性质、持续时间，症状的加重与缓解，随时间演变的过程、受影响的程度，相应的治疗和治疗后病情的变化进行展开等。询问有无其他伴随症状，如胸痛、气促、心悸、呼吸困难等。②肌酐升高情况的进一步询问。询问既往有无相关肾脏病史，有无肾毒性药物用药史，尿量、血压等，是否完善了相应检查，如尿蛋白定量、尿白蛋白肌酐比、自身抗体等，及相关的治疗与指标演变情况。③询问有无结缔组织病相关临床表现，有无发热、光过敏、皮疹、口腔溃疡、关节痛、指端遇冷变色、口干眼干、皮肤或皮下结节等症状。④询问有无呼吸系统等其他相关表现，如咳嗽、咳痰、咯血、气促、呼吸困难。各种临床症状的性质、程度、起病时间、持续时间。⑤注意询问有无心血管系统相关表现，如胸痛、心悸、端坐呼吸、水肿等。⑥注意询问有无消化系统相关表现。患者突出表现为纳差、口腔溃疡，注意询问有无恶心、呕吐、腹胀、腹痛、厌油、排黏液血便，以及肛门排气情况等。⑦

病例1 免疫抑制陷困境，退一步海阔天空——过度免疫抑制治疗的血管炎

注意询问其他多系统损害表现，如有无脑血管意外、进行性心力衰竭，腹痛、腹泻、血便等。⑧询问全身一般情况及非特异症状，如有无消瘦、乏力、关节疼痛等全身表现。⑨询问诊疗过程、用药史、具体剂量调整、相关症状进展情况。⑩询问既往疾病史、用药史、家族史。

经病史采集和初步分析，结合外院自身抗体与肾穿刺活检病理，患者主要原发病诊断为 ANCA 相关性血管炎，继发抗 GBM 肾炎可能，同时存在肾功能衰竭、心功能不全及呼吸道感染，呈典型的全身多系统受累。予激素、免疫抑制剂、利妥昔单抗治疗后，临床症状得到短暂缓解，但后续出现肺部感染、心力衰竭再发等情况，呈缓解、加重交替发展。

三、体格检查

患者 T 37.1 ℃，P 98 次/分，R 15 次/分，BP 118/58 mmHg。身高 160 cm，体重 60 kg。神清，对答切题，贫血貌。体型适中，营养一般，查体配合。全身浅表淋巴结未扪及。全身皮肤、黏膜无黄染，口唇糜烂伴出血、结痂，腹部可见散在分布皮下出血点。胸廓无畸形，双下肺可闻及湿啰音。心律齐，各瓣膜听诊区未闻及杂音。腹部无压痛、反跳痛，移动性浊音阴性，肠鸣音正常。双下肢轻度水肿，四肢关节无红肿热痛，四肢肌力、肌张力正常。生理反射存在，病理反射未引出。

体格检查的重点和临床启示

本例患者体格检查应重点注意：①生命体征及一般项目。注意体温、血压监测，全身水肿情况。②皮肤黏膜。除口腔、嘴唇，注意其他皮肤黏膜有无溃烂、黄染、皮疹、皮下结节、出血点等。③心脏查体。心率、心律，有无心力衰竭相应体征、心包积液体征。④肺部查体。呼吸频率、节律，肺实变体征，胸腔积液体征等。⑤腹部查体。腹部有无膨隆、血管显露，是否触及包块，有无压痛、反跳痛、腹肌紧张，有无移动性浊音，肝脾有无肿大，肠鸣音是否活跃或减弱，有无血管杂音等。

四、辅助检查

外院 p-ANCA（+）、MPO-ANCA（+）。2021 年 5 月外院肾穿刺活检病理示：光镜下 13 个肾小球中 1 个球硬化，8 个细胞性、3 个细胞纤维性及 1 个纤维性新月体形成，肾小管灶性萎缩；免疫荧光：IgG（2+）、补体 C3（+）

弥漫性、球性、线性沉积于肾小球基底膜，IgA、IgM、C1q 均阴性。

入院后检查结果：

血常规：白细胞总数 5.19×10^9/L，红细胞总数 2.59×10^{12}/L，血红蛋白浓度 77.00 g/L，中性粒细胞百分率 92.20%，淋巴细胞绝对值 0.20×10^9/L。尿常规：蛋白质（2+），潜血（2+）；尿蛋白/尿肌酐 1168 mg/g；24 小时尿蛋白定量 0.636 g/24 h。腹泻大便常规：轮状病毒抗原检测阴性，粪血红蛋白试验阴性，粪转铁蛋白试验弱阳性。

生化全套：谷草转氨酶 23 U/L，谷丙转氨酶 14 U/L，白蛋白 29 g/L，球蛋白 21 g/L，钾 5.52 mmol/L，钠 127 mmol/L，氯 90.2 mmol/L，碳酸氢盐 17.9 mmol/L，糖 11.08 mmol/L，尿素 39.35 mmol/L，肌酐 562.0 μmol/L，磷 1.88 mmol/L，乳酸脱氢酶 559 U/L。凝血四项+血浆 D-二聚体测定：纤维蛋白原浓度 7.17 g/L，D-二聚体 5.43 μg/mL。氨基末端 B 型脑钠肽前体 2544 pg/mL。心梗三项：肌红蛋白 389.0 ng/mL，CRP 19.9 mg/L，红细胞沉降率 107 mm/h。肿瘤三项：血清铁蛋白 1313.1 ng/mL。甲功三项：游离三碘甲状腺原氨酸<1.64 pmol/L，游离甲状腺素 8.01 pmol/L，促甲状腺素 0.1647 μIU/mL。血清降钙素原检测 0.726 ng/mL。呼吸道病原体九项：阴性。血播八项：乙肝病毒表面抗体、乙肝病毒 e 抗体、乙肝病毒 c 抗体阳性。乙型肝炎 DNA 测定：Not Detected。结核菌感染 T 细胞检测阴性。EB 病毒 DNA 测定<500 copies/mL。巨细胞病毒（CMV）DNA 测定 2.74×10^3 copies/mL。单纯疱疹病毒 1/2 – IgM 阴性。真菌 – D 葡聚糖 211.54 pg/mL，GM 试验阴性。血培养：未见细菌、真菌、厌氧菌。APS 三项、抗心磷脂抗体三项、狼疮四项、ANCA 四项、ENA 谱、抗 GBM 无异常。

胸部螺旋 CT 平扫+四维重建（套）：①考虑双肺多发感染性病变，双侧胸腔积液伴双肺下叶肺组织膨胀不全，建议治疗后复查，除外其他病变。②右肺上叶尖段磨玻璃结节，考虑炎症或肿瘤。建议抗感染治疗后复查。③右肺中叶内侧段肺大疱。④心包少量积液。

辅助检查的重点和临床启示

初步检查时应着重注意：①血常规、尿常规、大便常规、肝肾功能、生化、BNP 等，了解患者脏器基本功能。②ESR、CRP 等炎症标记物，了解患者全身炎症情况。③EBV、CMV、真菌–D 葡聚糖、TB-SPOT、呼吸道病原体九项、单纯疱疹病毒抗体等，了解感染情况。④血免疫球蛋白、血淋巴细胞数及百分比、自身抗体谱尤其是 ANCA 等，了解目前免疫状态及协助评估血管炎病情。⑤影像学检查，有利于疾病定性和定位。

经查，患者多项检查有阳性发现，这些发现可归结为两个方面。一方面是和原发疾病有关，这部分需要结合入院前在外院开始治疗前的指标。其中，尿蛋白阳性，血浆白蛋白降低，肌酐升高，提示肾损害；自身抗体方面，多次ANA、ENA谱均为阴性，外院治疗前p-ANCA（+）、MPO-ANCA（+），而本院ANCA阴性可视为治疗后结果；外院治疗前肾穿刺活检病理示13个肾小球中1个球硬化，8个细胞性、3个细胞纤维性及1个纤维性新月体形成，肾小管灶性萎缩；免疫荧光：IgG（2+）、补体C（3+）弥漫性、球性、线性沉积于肾小球基底膜，IgA、IgM、C1q均阴性，符合急性肾脏损伤的表现，免疫荧光不符合狼疮肾炎特点，结合p-ANCA及MPO-ANCA阳性，原发病考虑符合ANCA相关性血管炎。

辅助检查的另一方面是关于疾病现状以及继发性疾病的。患者在外院多次住院治疗转而就诊我院，我们最重要的是准确评估患者目前整体病情，包括原发病治疗是否充分，抑或治疗过度？原发病的器官损伤有多少逆转机会？是否存在药物相关并发症？是否合并感染，如是，是何种感染？原定继续利妥昔单抗治疗方案是否合适，是否需要作调整，如是，需作何调整？激素及免疫抑制剂剂量是否合适？对于原发病器官损伤的评估方面，患者肾脏病理可见大量新月体形成，肌酐显著升高状态持续已有3个月，肾脏功能恢复微乎其微，故免疫抑制治疗力度不需要过强。患者此次入院一般情况差、黏膜糜烂、血淋巴细胞极度低下，提示患者免疫抑制过度；患者血降钙素原升高，合并巨细胞病毒感染、肺部真菌感染等，故当前主要应该解决的问题是免疫过度抑制带来的不良反应，而不是再次进行利妥昔单抗治疗。

五、诊断

(1) ANCA相关性血管炎。
(2) 慢性肾脏病5期（慢性肾脏病贫血）。
(3) 慢性心力衰竭（心功能Ⅲ级）。
(4) 肺部感染（真菌+细菌）。
(5) 巨细胞病毒感染。
(6) 口腔感染。
(7) 高血压2级。
(8) 低T3综合征。

六、治疗方案及转归

入院后给予利尿、新活素改善心功能及减轻心脏负荷,并予头孢哌酮钠舒巴坦钠(舒普深)1.5 g q12h + 伏立康唑 100 mg q12h + 更昔洛韦 0.075 g qod 抗感染,泼尼松 20 mg qd 控制血管炎,输注丙种球蛋白增强免疫等对症治疗;停用环磷酰胺及暂停利妥昔单抗。患者心肾功能逐渐改善,住院期间出现血三系减少,予输注红细胞改善贫血,同时给予罗沙司他等药物改善肾性贫血、升白细胞、升血小板等治疗。感染好转停用头孢哌酮钠舒巴坦钠(舒普深)、更昔洛韦、伏立康唑,改为氟康唑(大扶康)100 mg qd + 莫西沙星 0.4 g 抗感染。2021 年 7 月 15 日复查炎症二项:PCT 0.612 ng/mL,IL-6 24.58 pg/mL;2021 年 7 月 22 日复查血常规:白细胞总数 2.78×10^9/L,红细胞总数 3.05×10^{12}/L,血红蛋白浓度 90.0 g/L,血小板计数 8.7×10^{10}/L,中性粒细胞百分率 0.7660,淋巴细胞绝对值 1.5×10^8/L。肝肾功能:谷草转氨酶 64 U/L,谷丙转氨酶 37 U/L,总蛋白 60.3 g/L,白蛋白 35.0 g/L,碳酸氢盐 18.0 mmol/L,尿素 38.40 mmol/L,肌酐 323.0 μmol/L,磷 1.62 mmol/L,ESR 63 mm/h,C 反应蛋白 5.1 mg/L。患者三系减少逐渐改善,炎症指标明显下降,病情好转出院。

出院后患者坚持门诊随诊,继续给予强的松并逐渐减量至 5 mg qd 维持治疗,于 2021 年 12 月返院复查,示血常规:白细胞总数 6.55×10^9/L,血红蛋白浓度 90.00 g/L,中性粒细胞百分率 81.40%,淋巴细胞绝对值 0.69×10^9/L。尿常规:蛋白质(2+),白细胞(+);尿蛋白/尿肌酐 308.17 mg/mmoL。生化全套:球蛋白 23.5 g/L,钾 5.66 mmol/L,钠 136 mmol/L,碳酸氢盐 19.5 mmol/L,尿素 22.86 mmol/L,肌酐 533.0 μmol/L。体液免疫:补体 C3、补体 C4 无异常,CH50 58 U/mL;ESR 57 mm/h,CRP 3.2 mg/L;狼疮四项、APS 三项、抗心磷脂抗体、ANCA 四项无异常;血清降钙素原检测 0.11 ng/mL。鉴于患者淋巴细胞回升,一般情况尚好,但 ESR 又有所上升,考虑血管炎有轻度活动,并且可耐受利妥昔单抗治疗,遂于 2021 年 12 月 7 日及 2021 年 12 月 18 日分别行丙种球蛋白支持治疗,并于 2021 年 12 月 7 日、12 月 18 日、12 月 25 日、12 月 30 日,2022 年 2 月 26 日、3 月 26 日分别予利妥昔单抗 100 mg。2022 年 7 月 16 日最后一次门诊血常规:白细胞 5.36×10^9/L,红细胞 2.74×10^9/L,血红蛋白 89 g/L,血小板 2.05×10^{11}/L,中性粒细胞绝对值 2.80×10^9/L;生化:血肌酐 531.3 μmol/L,肾小球滤过率估算值 7.12,磷 1.89 mmol/L,尿酸 596 μmol/L;CRP 2.3 mg/L;ESR 36 mm/h。患者肌酐较

病例1 免疫抑制陷困境，退一步海阔天空——过度免疫抑制治疗的血管炎

为稳定且较前好转，ESR、CRP正常，血常规提示淋巴细胞正常范围，但有尿酸及血磷升高，考虑为慢性肾衰竭表现，计划治疗方案为继续小剂量泼尼松维持，每半年行一次小剂量利妥昔单抗治疗，肾内科就诊行慢性肾衰竭管理。

诊治小结和思考

患者表现可归纳为几方面：①既往ANCA阳性，肾活检提示IgG（2+）、补体C（3+）弥漫性、球性、线性沉积于肾小球基底膜（抗GBM肾炎？），ANCA相关性血管炎可诊断。②患者除原发病引起的肾损害，其他系统表现包括心力衰竭、肺部感染、黏膜受损较为突出，多系统受累伴全身炎症反应。③原发病改善与加重交替，原发病血管炎与治疗后并发症纠缠不清。本例ANCA相关性血管炎诊断明确，重点在于治疗后的病情评估及调整治疗方案。

ANCA相关性血管炎好发于中老年，起病隐匿，可累及全身多个系统，主要包括五官、肺、肾脏和神经系统，病程可呈缓解和加重交替。ANCA是该病的主要标记抗体，根据荧光类型可分为c-ANCA和p-ANCA两种类型。p-ANCA和c-ANCA所针对抗原分别为MPO和PR3，通过ELISA测得的ANCA抗体分别称MPO-ANCA和PR3-ANCA，特异性高。其中，p-ANCA和MPO-ANCA多见于显微镜下多血管炎和嗜酸性肉芽肿性多血管炎；c-ANCA和PR3-ANCA见于肉芽肿性多血管炎。但正常人或其他自身免疫性疾病患者，也可见ANCA阳性，必须仔细甄别。患者p-ANCA及MPO-ANCA（+）、抗核抗体及ENA抗体谱未见异常，结合肾穿刺病理结果，诊断ANCA相关性血管炎明确。

ANCA相关性血管炎的经典治疗为糖皮质激素联合免疫抑制剂如环磷酰胺、甲氨蝶呤，近年来利妥昔单抗成为治疗新标杆。ANCA是由B细胞产生的致病性自身抗体，利妥昔单抗是抗CD20单克隆抗体，能与B细胞上的CD20抗原特异性结合，耗竭B细胞而起作用。近年研究发现，利妥昔单抗用于ANCA相关性血管炎诱导缓解治疗疗效佳，临床疗效不逊于环磷酰胺，且有利于降低复发率，在国内外指南中均推荐作为ANCA相关性血管炎一线诱导缓解方案。但由于利妥昔单抗耗竭B细胞，且抑制持续时间久，治疗过程中容易并发感染，临床实践中利妥昔单抗治疗后合并复杂性难治性感染不在少数。本例患者在外院治疗过程中，初始以激素冲击序贯足量激素联合环磷酰胺治疗，效果不理想，改为利妥昔单抗治疗并激素减量，症状改善，但很快出现黏膜糜烂、巨细胞病毒感染、真菌感染。我科完善检查后评估病情，及时鉴别患者为过度免疫抑制状态，给予暂缓利妥昔单抗，同时逐步减少激素用量，停用其他免疫抑制剂，同时给予丙种球蛋白支持治疗，患者感染逐步好转，免疫功能得到恢复。后续再度进行利妥昔单抗减量治疗，血管炎病情稳定，肾功能部分

恢复。

本病例带给临床最重要的思考,在于临床使用激素、免疫抑制剂及生物制剂过程中,一定要随时评估患者治疗是否适当。在诊疗共识的范围内,根据患者病情活动度、器官损伤程度、免疫抑制程度综合评估,及时识别当时临床表现是原发病导致,还是药物副作用或合并感染,及时调整药物方案,不可教条地生搬硬套。对于表现为过度治疗导致免疫抑制状态者,在继续免疫抑制带来极高感染风险而陷入选择困境时,适当减少甚至暂停免疫抑制,而转为增强支持治疗,往往可以走出困境,海阔天空。

病例 2　迷雾重重，路在何方
——消瘦伴肌无力的少女

刘某，女性，14岁，学生，2021年4月26日入院。

一、主诉

消瘦5个月，肌无力2个月，加重伴吞咽困难1周。

二、现病史及相关病史

患者5个月前无明显诱因出现纳差，不伴腹痛、腹泻，无恶心、呕吐，无黑便、呕咖啡样物，无发热、畏寒，逐渐出现消瘦，2个月内体重减轻10 kg，就诊于当地医院，行胃镜检查，考虑诊断为"十二指肠球部霜斑样溃疡，慢性浅表性胃炎伴糜烂，反流性食管炎"，予护胃治疗。2个月前开始出现四肢近端肌肉无力，逐渐不能梳头，下蹲不能自行站起，但扣纽扣等未受影响，无眼睑下垂、睁眼无力，肌无力无晨轻暮重。1周前开始出现吞咽困难，饮水呛咳，伴抬头困难，快步走时出现气促，无咳嗽、咳痰，无伴反酸、嗳气，无恶心、呕吐，就诊于当地医院消化科。查生化：LDH 1950 U/L，AST 650 U/L，ALT 482 U/L，胆红素正常，肝炎系列未见异常。上腹CT示：重度脂肪肝，予护肝治疗后情况未见明显好转。住院期间曾出现一过性低热，最高体温37.8 ℃，无畏寒、寒战，无尿频、尿痛。现为求进一步诊治，门诊拟"肌病"收入我科。起病以来，患者无皮疹、关节痛，无脱发、口腔溃疡，无口干、眼干，精神一般，睡眠尚可，大小便正常。

既往史：平素健康状况良好，否认高血压、糖尿病、冠心病等慢性病史，否认肝炎、结核等传染病史，否认输血史，否认食物、药物过敏史。

个人史：出生于广东省汕头市，当地长大，无烟酒嗜好，无接触化学药品及刺激性气体史，否认冶游史。

月经婚育史：月经周期规律，经量中等，无痛经。

病史采集的重点和临床启示

从症状上看，患者突出表现为肌肉受累、肌无力、吞咽困难。病史的询问应围绕肌无力相关表现展开。患者全身表现较明显，如纳差、消瘦，需警惕恶性肿瘤、炎症性疾病所致，故也应询问各系统伴随症状以及有鉴别意义的症状等。应注意以下几点：①肌肉症状的进一步询问。询问包括受累肌群症状特点，起病诱因，累及部位，范围有无扩大，是否伴疼痛、肿胀，是否影响日常生活，是否可自理等。询问应围绕诊疗经过及治疗后病情的变化进行展开。②询问皮肤黏膜情况，如有无皮疹、皮下结节、出血点、破溃，尤其是头皮、关节周围、隐秘部位等易忽略部位。③常规询问呼吸系统相关表现，如有无胸痛、胸闷、气短、活动后气促、咳嗽咳痰、呼吸困难等。④询问消化系统相关表现。吞咽困难起病时间，有无哽噎感，进食情况，有无进行性加重，有无反酸、嗳气、腹痛、腹泻，有无恶心、呕吐、呕血、黑便。⑤重点询问神经系统相关表现。例如，有无感觉异常、运动障碍，有无深感觉异常、肌张力异常、运动协调性异常相关症状，有无颅神经受累表现，或者脑出血、脑梗死早期症状或后遗症表现。⑥注意询问其他多系统损害表现，如有无心脏疾病、肾损害，有无关节肿痛、骨折等。⑦询问全身一般情况及非特异症状，如疲乏、体重下降、发热、肿胀等全身表现。⑧询问既往病史、用药史。由于年轻起病，需要重点关注家族史以及患者童年喂养史。

经病史采集和初步分析，患者肌无力无法排除炎症性疾病，应进一步完善肌炎抗体谱、肌电图、肌肉活检等检查；同时全身表现显著，如纳差、体重下降，需警惕恶性肿瘤可能，应进一步完善相关检查，排查肿瘤疾病。

三、体格检查

患者 T 36.7 ℃，P 119 次/分，R 18 次/分，BP 128/92 mmHg。全身可见成片状褐色皮疹，突起于皮肤表面，无脱屑。全身浅表淋巴结未扪及肿大，全身关节无肿胀、压痛。双肺呼吸音清，心音有力，未闻及杂音。腹平软，肝肋下 2 指可触及，质韧，无压痛、反跳痛。四肢近端肌力 3 级、肌张力正常，四肢远端肌力、肌张力正常。腹壁反射等浅反射正常，肱二头肌反射、肱三头肌反射、膝反射、跟腱反射等深反射正常。病理反射未引出，脑膜刺激征阴性。

体格检查的重点和临床启示

本例体格检查应重点注意：①生命体征及一般项目。体温、血压、神志、步态、体位等一般情况。②肌肉骨骼系统。四肢肌力、肌张力、受累肢体是否对称、受累程度等；有无关节肿胀、压痛、畸形等。③皮肤黏膜。注意有无皮疹、皮下结节、皮肤黏膜出血点、色素沉着、皮肤黏膜溃疡、焦痂疤痕等。④心肺体检。例如，呼吸节律，肺部有无啰音；心率、心律、病理性杂音等。⑤腹部查体。有无腹部压痛、反跳痛、肌紧张，有无肝脾肿大等。⑥神经系统查体。有无感觉、深感觉异常；肌力、肌张力、运动协调性检查；有无颅神经受累体征；有无脑出血、脑梗死早期症状或后遗症表现。

本例体格检查见近端肌力减低及皮疹，考虑炎症性疾病尤其是肌炎/皮肌炎；肝大，应进一步排查有无肝功能不全、肝肿瘤等可能。

四、辅助检查

当地医院（2021年3月18日）查：

血常规：未见异常。肝功七项：LDH 1140 U/L，AST 172 U/L，ALT 106 U/L，白蛋白 49.8 g/L。甲状腺功能六项：FT3 4.14 pmol/L，FT4 16.79 pmol/L，TSH 4.28 μIU/mL。甲状腺彩超：甲状腺未见明显异常。电子胃镜：十二指肠球部霜斑样溃疡，慢性浅表性胃炎伴糜烂，反流性食管炎（A级）。

当地医院（2021年4月23日）查：

血常规：WBC 2.78×10^9/L，NEUT# 1.39×10^9/L，Hb及血小板正常。生化：CK 1692 U/L，LDH 30590 U/L，LDH-MB 2698.3 U/L，AST 1380 U/L，ALT 794 U/L，胆红素正常，hsCRP 1.26 mg/L，HbsAg（-），HCV、HAV、HEV抗体均阴性。上腹CT示：重度脂肪肝。

入院后完善相关检查：

（2021年4月26日）血常规：白细胞总数 3.29×10^9/L，血红蛋白浓度140.00 g/L，血小板计数 2.56×10^{11}/L。生化全套：谷草转氨酶 1207 U/L，谷丙转氨酶 957 U/L，球蛋白 24.0 g/L，直接胆红素 10.1 μmol/L，谷氨酰转肽酶 1156 U/L，碱性磷酸酶 139 U/L，总胆汁酸 53.8 μmol/L，α-L-岩藻糖苷酶 135 U/L，氯 98.8 mmol/L，肌酐 19.0 μmol/L，尿酸 478 μmol/L，磷 1.63 mmol/L，甘油三酯 1.23 mmol/L，总胆固醇 7.56 mmol/L，低密度脂蛋白胆固醇 5.38 mmol/L，载脂蛋白B 1001.56 g/L，磷酸肌酸激酶 627 U/L，乳酸脱氢酶 4102 U/L。肿瘤三项：血清铁蛋白 554.3 ng/mL，甲胎蛋白 10.3 ng/mL。红细胞沉降率 51 mm/h。血清降钙素原 0.149 ng/mL。元素六项：铁 29.0 μmol/L。类风湿三项：抗RA33抗体 36 U/mL，抗CCP抗体 68 RU/mL。铜蓝蛋白、自身免疫性肝病抗体、狼疮四项、ENA谱、APS三项、风湿三项、凝血四项、

结核菌感染 T 细胞检测、甲功三项及血播八项无异常。外送肌炎特异性抗体谱阴性。PET-CT：①全身未见高代谢肿瘤征象；②全身肌肉代谢活跃，考虑肌炎；③肝脏肿大，密度及代谢弥漫性明显减低，符合重度肝功能损害特征。肌电图：所检肌肉可见自发电位。

（2021 年 5 月 6 日）B 超引导下肝脏穿刺活检术病理结果示：（肝脏组织）肝小叶结构尚保存，肝细胞轻度水样变性伴广泛大滴状脂肪变性（约 80%），可见点灶状坏死，肝细胞胞浆及毛细胆管内未见明显淤胆；门管区轻度扩大，少量淋巴细胞浸润，可见碎片状坏死，未见桥接坏死；小胆管数量尚可，未见淤胆，纤维组织未见明显增生；网状纤维显示灶性窦周纤维化，Mallory 小体不明显，形态结合免疫组化及特殊染色，符合非酒精性脂肪性肝病（S3A2F1）改变，需结合临床其他实验室检查综合考虑。免疫组化结果：CK19（小胆管+），CK7（小胆管+），HbcAg（−），HbsAg（−）。特殊染色结果：网状纤维染色、Masson 三色染色（局灶窦周纤维化），D-PAS（+/−），铁染色（+），铜染色（−）。

辅助检查的重点和临床启示

初步检查时应着重注意：①血常规、尿常规、生化、ESR、CRP 等炎症标记物，了解患者基本情况。②肌炎抗体谱、肌电图、肌肉活检排查炎性肌病。③腹部影像学检查，明确肝脾情况。④PET-CT，排查有无恶性肿瘤。⑤肝脏活检，了解肝损伤病因。

入院初步检查，患者多项检查有阳性发现，突出表现为肝酶、肌酶异常升高，肝穿刺活检提示脂肪性肝病表现，PET-CT 提示肌肉代谢活跃，结合各个酶学指标升高比例，提示病变累及部位兼有肝脏及肌肉，不能用单纯肌病解释。其他异常指标包括：AFP 异常升高，符合肝损伤；肌炎抗体谱、肌电图未见异常，与常规炎症性肌病不符；ESR 稍有升高，CRP 正常，炎症表现不太明显；所有自身抗体谱包括与自身免疫性肝炎相关抗体系列均阴性，PET-CT 未见肿瘤征象。综合以上初步检查所述，患者目前基本可排除肿瘤性疾病和免疫或炎症性疾病；同时累及肝脏及肌肉，且青少年发病，需要警惕遗传代谢性疾病。

五、诊断

初步诊断：

（1）脂肪肝（重度，遗传代谢性疾病可能性大）。

（2）急性或慢性的十二指肠溃疡不伴有出血。
（3）反流性食管炎。
（4）慢性浅表性胃炎。

六、治疗方案及转归

入院后初期考虑到肌酶升高显著，暂予甲强龙 80 mg qd 治疗，辅以护肝、护胃及预防骨质疏松等对症治疗。患者肌力有所改善，饮水呛咳症状减轻，肝酶及肌酶较入院时水平下降。完善各项检查后分析考虑自身免疫或炎症性疾病可能性不大，警惕遗传代谢性疾病。再回溯病史，患者提及活动后肌无力明显，曾有低血糖发作史，结合患者肝脂肪变性显著，需要进一步排除能量利用障碍尤其是脂肪代谢障碍。予进一步完善代谢性疾病检查，行血及尿代谢产物质谱分析，示空腹尿酮体阴性，血酮体 0.05 mmol/L，尿质谱检查仅示戊二酸、苹果酸、2-羟基戊二酸的尿中排泄略有增高，提示患者存在脂肪利用障碍；血串联质谱分析显示天冬氨酸、谷氨酰胺、赖氨酸、游离肉碱浓度降低及相关比值升高，提示严重的肉碱缺乏。由于炎症性疾病依据不足，将激素快速减量至甲泼尼龙片 20 mg qd 出院。出院后渐停激素，质谱检查明确后加用左卡尼汀治疗。2021 年 6 月 21 日复查示 AST、ALT、CK、LDH 已恢复正常。进一步行外显子测序，示 *ETFDH* 基因 c.250 G>A 位点杂合变异。结合基因测序，最终诊断为戊二酸血症ⅡC型。

诊治小结和思考

患者表现可归纳为以下几方面：①少年起病，慢性病程，肌无力为临床突出表现，活动后明显，累及全身肌群，无近端或远端优势，肌酶显著升高，PET-CT 考虑肌炎，但肌电图、肌炎抗体谱正常。②查体肝肿大，肝酶升高，PET-CT 示重度肝损，肝穿刺病理提示非酒精性脂肪性肝病。③曾有低血糖发作史。临床首诊医师第一印象便是考虑幼年起病的多肌炎/皮肌炎，入院初步检查也是围绕多肌炎/皮肌炎展开，包括自身抗体、肌炎特异性抗体谱、PET-CT、肌电图、肌肉活检等，入院后初步给予大剂量激素治疗后，酶学指标下降，似乎佐证了初步判断。

但是随着检查的逐渐完善，以及病史的反复追问，也发现了诸多与临床初步考虑不符的结果：①临床表现来看，虽然肌无力作为主诉，但与典型多肌炎又有细节上不同，存在休息后明显减轻现象。②酶学指标显著升高，但和典型多肌炎/皮肌炎存在差异，LDH 升高比 CK 升高更显著，AST 与 ALT 升高几乎同步，提示肝损害也同样明显。③肌炎抗体谱正常，肌电图正常，不符合多肌炎/皮肌炎特点，虽然 PET-CT 提示肌炎，但是实际上仅仅表示肌肉代谢活跃。④患者外院检查就提示重度脂肪肝，肝穿刺提示肝脏脂肪变性，但血脂基本正常，不能用现有疾病考虑解释，需要另做考虑。⑤白细胞减少也与炎症性肌病不符。

  在考虑肌损害鉴别诊断受阻后，把思考突破口选在了肝损害方面。一般来说，肝脏出现脂肪变性是肝细胞长期损伤的后果，如酒精性、代谢性、慢性中毒性肝损伤等。患者为少年女性，无长期酒精接触史，生活环境也没有长期化学品及其他毒物接触史；于是将焦点集中到遗传代谢性疾病上，细致追问病史，患者有低血糖发作史，平日运动耐力差，但基本发育及智力没有问题，提示可能存在能量代谢利用的障碍。这可以解释为什么患者突出表现为肝损伤及肌肉损伤：一来肝脏是能量转换、存储、利用的重要器官，如果出现能量代谢异常尤其是脂肪代谢障碍，会导致肝脏不能利用脂肪，从而导致脂肪在肝细胞内大量积聚，造成脂肪变性；二来肌肉也是能量利用的重要部位，运动时肌肉需要快速转换葡萄糖等产生能量，如果能量转换环节出现障碍，势必造成肌肉损伤，这可以解释患者肌无力的症状在活动后明显而休息后改善的现象。考虑到这一点，我们进一步完善了血及尿代谢产物质谱分析，结果显示空腹尿酮体阴性，血酮体 0.05 mmol/L，空腹尿质谱检查示仅有戊二酸、苹果酸、2-羟基戊二酸略高，提示患者不能在空腹状态下很好地利用脂肪产生能量；血串联质谱分析显示天冬氨酸、谷氨酰胺、赖氨酸、游离肉碱浓度降低及相关比值升高，提示严重的肉碱缺乏。而肉碱缺乏常见的原因有原发性肉碱缺乏症或其他原因（如脂肪酸氧化障碍、有机酸代谢异常、营养不良、摄取不足、合成低下或严重感染等）引起的继发性肉碱缺乏症。至此病因为代谢性疾病基本明确，不支持自身免疫或炎症性疾病，因此激素快速减量直至停用。参考相应专科意见嘱患者使用左卡尼汀治疗，1 个月余后复查，各项酶学指标已基本恢复正常。送基因检测发现目标基因突变，进一步证实判断。

  在人体能量代谢中，脂肪酸 β-氧化代谢是重要的能量代谢过程，此环节中的任何一个环节出现异常均可导致脂肪酸分解和能量生成障碍，从而出现神经系统、骨骼肌、心、肝、肾、消化道等的功能异常。脂肪酸氧化代谢异常包括脂肪酸和肉碱转运障碍、CoA 脱氢酶缺陷、线粒体基质 β-氧化酶缺陷、酮体生成障碍、多重能量代谢缺陷，并有遗传异质性。肝肿大为脂肪酸氧化代谢障碍常见表现，可能反映为脂肪肝，还可出现低酮、低血糖，若累及心血管系统，可出现心肌病、心律失常，累及肌肉骨骼系统，出现以横纹肌溶解症、肌痛和肌无力为特征的骨骼肌病。

病例 2　迷雾重重，路在何方——消瘦伴肌无力的少女

本病例较为罕见，尤其对于风湿免疫科医师，容易先入为主，诊断为炎性肌病，但仔细对照炎性肌病典型表现，并完善自身抗体谱、肌电图、肌肉活检，发现并不符合；如果继续机械性地以肌酶升高为鉴别诊断出发点，很可能找不到方向。但是如果能敏锐地发现炎性肌病无法解释严重的肝脂肪变性，并仔细回顾发病特点及伴随症状，通过对肝脏脂肪变性的发病机制进行思考，就可以很快将思考范围缩小到代谢性疾病范畴，后续的检查就非常顺利了。这个病例提示我们临床医生，对于以专科症状来诊的患者，如果进入鉴别诊断迷境，不妨跳出固有思路，找找有无特殊异常临床表现，以此作为突破口。

病例3 此起彼伏的器官功能异常
——肿瘤免疫治疗相关不良反应

白某，女性，39岁，教师。2021年4月21日入内分泌科，后转至心血管内科、风湿免疫科。

一、主诉

发现甲状腺功能异常4个月余，气促、呕吐10余天。

二、现病史及相关病史

患者于2020年8月17日因"喘憋、咳嗽2个月余，体检发现纵隔肿物6天"于外院就诊，伴气促，活动后明显，无明显呼吸困难，行前纵隔肿物穿刺术，将穿刺物送某肿瘤医院病理检查，确诊为"经典型霍奇金淋巴瘤，结节硬化型"，后转院至该肿瘤医院，予"替雷丽珠+达卡巴嗪+多美素+长春新碱"方案化疗，化疗期间出现全身水肿、停经、恶心、呕吐、心慌、皮肤指甲变黑等化疗反应，行4程化疗，因副作用停用抗PD-1抗体药物，继续予AVD完成6程化疗。化疗期间定期复查提示甲状腺功能异常：2020年11月27日总T3 5.81 nmol/L，总T4＞387 nmol/L，游离T3 15.59 pmol/L，游离T4 102.43 pmol/L，TSH 0.009 μIU/mL，考虑"甲状腺功能亢进症（免疫相关性）"，未进一步诊治。2021年1月5日复查甲功：总T3 0.804 nmol/L，总T4 38.80 nmol/L，游离T3 1.50 pmol/L，游离T4 3.79 pmol/L，TSH 51.6 μIU/mL，甲状腺球蛋白1856 ng/mL，考虑"甲状腺功能减退症（免疫相关性）"，口服优甲乐1# qd治疗，后调整药量为2# qd。2021年4月14日因喘憋、气促不适，恶心呕吐数日，于外院就诊，行B超检查，提示双侧胸腔积液。予甲强龙（4月14日至4月19日用110 mg，4月19日至4月20日减至40 mg）+丙球10 g（4月16日至4月18日）治疗，联合胸腔积液引流等治疗后病情较前好转，优甲乐剂量调整为2.5# qd。现为进一步诊治，门诊拟"甲状腺功能减退"收入我院内分泌科。近期患者精神、食欲、睡眠一般，自觉膀胱区胀满感，排尿后略改善，无恶心、呕吐，无头晕、头痛，无眼前黑矇，无发热、

病例3 此起彼伏的器官功能异常——肿瘤免疫治疗相关不良反应

畏寒，无咳嗽、咳痰，无胸痛、心悸，无腹痛、腹胀，大小便无明显异常，近7月体重增加约7 kg。

既往史：患者自诉高中时因阑尾炎行手术治疗。否认高血压、冠心病、糖尿病及其他病史，否认传染病史，否认其他手术及外伤史，否认输血史，否认药物及食物过敏史，预防接种史不详。

月经婚育史：适龄婚配，生育正常，配偶及孩子均体健。既往月经无明显异常，无痛经、血块等，2020年10月停经至今。

家族史：父母兄弟姐妹身体健康，否认家族中有肥胖症病史。

病史采集的重点和临床启示

该患者于外院确诊为结节硬化型霍奇金淋巴瘤，行"替雷丽珠+达卡巴嗪+多美素+长春新碱"方案化疗，化疗期间出现全身不良化疗反应，此次来我院就诊的主要原因在于治疗期间发现甲功异常，并出现憋喘等明显不适。其原因：①化疗后免疫不良反应。②肿瘤未缓解。因此本病例的病史采集重点应围绕各种临床表现出现的时间节点与诊疗经过的关系来展开。

从症状上看，患者突出表现为甲状腺功能异常表现，同时伴有多系统受累，包括心血管系统、呼吸系统、泌尿系统等。病史的询问应围绕甲功异常相关临床症状、诊治过程展开。霍奇金淋巴瘤及化疗药物不良反应均可累及全身多个系统，也应询问各系统伴随症状以及有鉴别意义的症状等。应注意以下几点：①甲状腺功能异常相关临床症状，如甲减相关表现：怕冷、纳差、嗜睡、淡漠、便秘、体重增加等。围绕各临床症状发病情况、持续时间，症状的加重与缓解，相应的诊治和治疗后病情的变化等进行展开。②原发肿瘤相关临床症状的询问。入院前憋喘、气促与病初时性质及程度的异同，本次憋喘及气促发作时间、持续时间，缓解及加重因素，影响程度。有无胸痛、胸闷、心悸、呼吸困难等。③消化道系统相关临床症状的询问。如恶心、呕吐起病时间，呕吐次数，呕吐物量、性质，是否伴头痛、视物模糊，呕吐时是否监测血压，缓解或加重因素，有无反酸嗳气、剑突下疼痛、后背痛，食欲、精神状况，治疗经过及治疗后是否好转。④询问呼吸系统相关表现。如有无咳嗽、咳痰，咳嗽性质、持续时间，痰量、性质，有无胸痛、呼吸困难、咯血、气促，各临床症状起病时间、持续时间、缓解与加重因素、诊疗经过及转归。⑤询问心血管系统相关表现。既往有无脑血管疾病，有无胸闷、心悸、活动后气促、下肢水肿、平卧或夜间呼吸困难。⑥询问其他系统相关表现，如有无血尿、少尿、多尿、下肢浮肿、面部浮肿，除甲功异常外的内分泌系统疾病等。⑦询问全身一般情况及非特异症状，如有无发热、消瘦、乏力、关节疼痛等全身表现。⑧询问诊疗过程及用药史。

PD-1 用药时间与甲功异常时间的关系、激素使用时间、激素具体剂量调整、停药时间、相关症状进展情况。⑨既往疾病史、肿瘤家族史。

经病史采集和初步分析，患者结节硬化型霍奇金淋巴瘤可明确。PD-1 治疗后发现甲功异常，不排除化疗后引起垂体功能异常导致甲状腺功能减退。入院前出现喘憋、气促、恶心等不适，考虑原发肿瘤未缓解。

三、体格检查

患者 T 36.3 ℃，P 86 次/分，R 15 次/分，BP 168/105 mmHg。身高 173 cm，体重 60 kg。神清，中等体型；满月脸，无明显水牛背，无向心性肥胖，无颈项部脂肪垫，无皮肤紫纹，无多毛、黑棘皮征。双肺呼吸音清，未闻及干湿啰音。律齐，各瓣膜区未闻及病理性杂音。腹平坦，无压痛、反跳痛，肝脾肋下未及，肠鸣音正常。双下肢轻度凹陷性水肿，无四肢麻木胀痛，双侧足背动脉搏动正常。多指甲、趾甲无光泽、变黑，生理反射正常存在，病理反射未引出。

体格检查的重点和临床启示

体格检查应注意：①生命体征及一般项目。神志、体温、血压监测，有无水肿。②浅表淋巴结。全身浅表淋巴结有无肿大。③头面部、五官。颜面部有无水肿，眼球运动、双侧瞳孔、对光反射，视力情况，甲状腺有无肿大，有无震颤，是否可闻及血管杂音。④肺部查体。呼吸频率、节律，肺实变体征，胸腔积液体征等。⑤心脏体检。心率、心律，有无心力衰竭相应体征、心包积液体征。⑥腹部查体。腹部有无膨隆、血管显露，是否触及包块，有无压痛、反跳痛、腹肌紧张，有无移动性浊音，肝脾有无肿大，肠鸣音是否活跃或减弱，有无血管杂音等。⑦四肢。有无四肢水肿，四肢肌力、肌张力。

四、辅助检查

2020 年 12 月 31 日肿瘤医院查 PET-CT：①经典型霍奇金淋巴瘤 4 程化疗+PD-1 治疗后，病灶较前略缩小，代谢活跃程度较前无明显变化。②全身多发骨髓代谢略活跃，考虑反应性改变。③右侧胸腔及心包积液，胆囊窝积液，盆腔积液。④甲状腺右侧叶结节性甲状腺肿。⑤右中肺肺不张。双肺少许纤维灶。⑥双颈多发小淋巴代谢略活跃。

2021 年 3 月 1 日当地医院甲状腺及颈部淋巴结彩超：右叶甲状腺多发低回声结节（TI-RADS 4 类）（较大者 13 mm×9 mm 下极）。双侧叶甲状腺回声不均匀增粗。甲状腺周围未见明显肿大淋巴结。2021年4月19日血常规：红细胞2.27×10^{12}/L，血红蛋白69 g/L，血小板77×10^9/L。尿常规：透明管型，尿蛋白（4+），尿潜血（2+）。ACTH 3.17 pg/mL，LH 196.2 mIU/mL，FSH 184.4 mIU/mL，PRL 73.3 ng/mL，睾酮<7.0 ng/dL，孕酮0.72 nmol/L，皮质醇19.1 ng/mL。胸部B超：右侧胸腔积液（右膈上宽约7 mm）。胸水LDH 142 U/L，总蛋白19.3 g/L。

我院相关检查如下：

血常规：白细胞总数7.29×10^{12}/L，红细胞总数2.34×10^{12}/L，血红蛋白浓度72.0 g/L，血小板计数1.00×10^{14}/L，网织红细胞百分率4.66%。尿常规：蛋白质（+），潜血微量。尿蛋白/尿肌酐6078～7450 mg/g。24小时尿蛋白定量4.026～7.725 g/24 h。生化全套：总蛋白58.2 g/L，白蛋白31.8 g/L，尿素12.50 mmol/L，肌酐105.0 μmol/L，肾小球滤过率估算值（eGFR）57.79 mL/（min·1.73 m²），总胆固醇7.19 mmol/L，低密度脂蛋白胆固醇4.69 mmol/L。BNP>2500.00 pg/mL，血清降钙素原0.059 ng/mL。乳酸脱氢酶390 U/L。EB病毒病原体DNA定量<500 copies/mL，巨细胞病毒DNA定量<500 copies/mL。血播八项：乙肝病毒表面抗体阳性727.330 mIU/mL，乙肝病毒e抗体阳性0.360 IU/mL，乙肝病毒c抗体阳性>10.000 IU/mL。血小板抗体、溶血性贫血五项、凝血功能未见异常。

常规心电图：窦性心律，R波递增不良，T波改变。垂体MR平扫+增强：垂体及垂体柄所见，不除外垂体增生，需结合临床实验室检查。头部CT见透明隔间腔增宽，其余未见异常。胸水彩超见双侧胸腔积液。泌尿系彩超示：双肾、输尿管、膀胱未见异常。2021年5月21日床边心脏彩超：EF 60%，心包积液（中-大量）；2021年5月25日心脏彩超：EF 61%，静息状态下，心包积液（中等量），左房增大，室间隔增厚，主动脉瓣反流（轻度），左室收缩功能正常。

内分泌指标：脱氢表雄酮及硫酸酯0.909 μmol/L。24 h尿皮质醇1326.13 nmol/24 h。性激素六项：垂体泌乳素2694.70 mIU/L。甲功三项：游离三碘甲状腺原氨酸1.91 pmol/L，促甲状腺素>100.0000 μIU/mL，抗甲状腺过氧化物酶抗体22.32 IU/mL，甲状腺球蛋白抗体11.69 IU/mL。

住院期间多次复查：

2021年5月6日血常规：红细胞总数2.00×10^{12}/L，血红蛋白浓度62.0 g/L，血小板计数4.5×10^{10}/L，淋巴细胞绝对值1.04×10^9/L，网织红细胞百分率4.27%。生化：总蛋白56.1 g/L，白蛋白35.3 g/L，球蛋白20.8 g/L，谷氨酰转肽酶68 U/L，胆碱酯酶4117 U/L，碳酸氢盐（HCO_3^-）19.6 mmol/L，尿素

12.26 mmol/L，肌酐 118.3 μmol/L，总胆固醇 7.43 mmol/L，低密度脂蛋白胆固醇 4.54 mmol/L，乳酸脱氢酶 438 U/L。甲功五项：三碘甲状腺原氨酸 0.67 nmol/L，游离三碘甲状腺原氨酸 1.99 pmol/L，促甲状腺素 26.2251 μIU/mL。D-二聚体 2.26 μg/mL。

2021年5月13日骨髓穿刺，送检骨髓活检组织：骨小梁间造血细胞与脂肪比例约5:5，可见粒系、红系及巨核系三系细胞，粒红比例约3:1，巨核系细胞数量未见明显增多或减少，未见确切白血病或淋巴瘤累及骨髓证据，需结合临床其他实验室检查结果综合考虑。免疫组化结果：CD3（少量散在+），CD45RO（少量散在+），CD20（个别+），CD79a（个别+），MPO（散在+），CD117（-），CD15（+），CD61（小巨核+），CD34（-），Ki-67（约8%+），CD235a（+），CD30（-），PAX5（-）。特殊染色结果：网状纤维染色（未见纤维组织增生），PAS（+），铁染色（-）。骨髓流式细胞术结果提示：送检标本未检测到明显急性白血病和高危MDS相关免疫表型异常证据。

2021年5月14日床边彩超：双侧胸腔可见液性暗区，最大前后径为89 mm（左侧）、85 mm（右侧），暗区透声性佳，其内未见细弱光点或带状纤维分隔，双侧肺脏受压萎陷；双侧胸腔积液。胸水送检未见确切肿瘤细胞。2021年5月22日床边心脏彩超：EF 60%，心包积液（中-大量）。

2021年5月28日PET-CT：①淋巴瘤复查：前纵隔数个结节，代谢轻度活跃，考虑淋巴瘤治疗后改变（多维尔2分）；上纵隔数个稍大淋巴结，代谢轻度活跃，可疑治疗后改变（多维尔2分）。②右心膈角区、双侧腋窝多发小淋巴结、代谢未见异常，考虑反应性改变可能；肝脾稍大、代谢未见异常；中轴骨代谢略活跃，考虑反应性改变。③甲状腺密度弥漫降低，密度不均，代谢轻度增高，考虑甲状腺炎可能，建议甲功、彩超检查。④双肺多发炎症。双肺散在小结节、代谢未见异常，建议随诊；右侧少量胸腔积液；中-大量心包积液。⑤胆囊炎；胆囊窝积液；少量腹水；肠道准备不佳，升结肠放射性浓聚，考虑生理性改变可能，建议必要时行肠镜检查；全身多处皮下水肿。

2021年6月3日血常规：血红蛋白浓度 74.00 g/L，血小板计数 3.4×10^{10}/L，淋巴细胞绝对值 3.9×10^{8}/L。尿蛋白/尿肌酐 644.51 mg/mmol，尿蛋白/尿肌酐 5697 mg/g。24小时尿蛋白定量 7.725 g/24 h。炎症二项：血清降钙素原检测 0.320 ng/mL。B型钠尿肽（BNP）：2055.23 pg/mL。床边彩超胸水：胸水最大横径为 86 mm（左侧），90 mm（右侧），双侧肺脏受压萎陷。床边心脏彩超：EF 65%，FS 35%。左室后壁后方舒张期末 17 mm。心底部，舒张期末 14 mm。

2021年6月21日床边彩超：左侧胸腔积液，右侧胸腔未见积液；大量腹水。床边心脏彩超：EF 68%，心包积液（中-大量）。2021年6月29日彩超：少量腹水；左侧胸腔中量积液，右侧胸腔少量积液。

2021年7月1日血常规：红细胞总数 2.18×10^{12}/L，血红蛋白浓度 66.00 g/L，淋巴细胞绝对值 8.5×10^{8}/L，血小板计数 1.89×10^{11}/L，网织红细胞百分率 4.75%。肝肾功能：AST 21 U/L，ALT 19 U/L，尿素 16.15 mmol/L，肌酐（酶法）165.0 μmol/L，尿酸 429 μmol/L。尿蛋白/尿肌酐 7450 mg/g，24小时尿蛋白定量 4.916 g/24 h。

辅助检查的重点和临床启示

初步检查时应着重注意：①血常规、尿常规、大便常规、肝肾功能、生化等，了解患者脏器基本功能。②甲功、肾上腺激素、促肾上腺皮质激素、性激素等指标，了解患者内分泌系统情况。③PCT、EBV、CMV等，了解感染情况。④影像学检查，有利于对疾病定性和定位、评估原发肿瘤。

经过以上检查，患者多项检查有阳性发现——血红蛋白降低、血小板减少，累及血液系统，骨髓穿刺活检病理未见白血病证据或淋巴瘤；垂体增生，甲功异常，T3降低，TSH明显升高，甲状腺抗体阳性，不排除垂体功能异常导致甲减；尿蛋白升高，肌酐升高，肾小球滤过率降低，提示肾损害；炎症指标升高，提示感染存在。影像学提示心脏、肺部、腹部浆膜腔积液，病理未见肿瘤细胞。

辅助检查可了解疾病现状及继发性疾病情况。患者已在外院确诊霍奇金淋巴瘤，因化疗期间出现不适就诊我院，重点在于准确评估患者目前整体病情，包括原发肿瘤有无进展或缓解，有无转移，本次入院原因是否与化疗药物不良反应相关，后续如何治疗。对于霍奇金淋巴瘤治疗情况，PET-CT复查提示治疗后状况已完全缓解，考虑化疗有效。但PD-1治疗后发现甲功异常，同时全身多系统累及，如血液系统、内分泌系统、肾脏、心、肺、腹均有累及，不排除由PD-1导致免疫相关不良反应。

五、诊断

（1）急性心力衰竭（免疫性心肌炎?）。
（2）慢性肾脏病3期。
（3）肾病综合征。
（4）药物性自身免疫性溶血性贫血（重度贫血）。
（5）继发性血小板减少（免疫性）。

(6) 高血压 3 级。
(7) 多浆膜腔积液（心包积液、胸腔及腹腔积液）。
(8) 药物性甲状腺功能减退症。
(9) 霍奇金淋巴瘤，富淋巴细胞性（完全缓解）。
(10) 病毒性肝炎病原携带者（乙肝病毒 c 抗体阳性）。

六、治疗方案及转归

2021 年 8 月 2 日收治我院肾内科，查生化：钾 5.63 mmol/L，钠 130 mmol/L，CO_2 15.4 mmol/L，尿素 25.93 mmol/L，肌酐 232 mmol/L，尿酸 510 μmol/L。血常规：白细胞 6.31 ×10^9/L，红细胞 1.71 ×10^{12}/L，血红蛋白 52 g/L，血小板 102 ×10^9/L。尿蛋白/尿肌酐 1595 mg/g，尿蛋白定量 0.477～1.175 g/24 h。胸部 CT：①双肺散在少许炎症（较前明显吸收），双侧胸腔现未见液性密度影，双肺下叶邻近肺组织已复张。②左侧斜裂胸膜增厚程度较强明显减轻。③前纵隔软组织影，性质待定。④纵隔及双侧腋窝多发小、稍大淋巴结，较前缩小。⑤心包少-中量积液，较前略减少。⑥少量腹水。8 月 5 日调整激素及免疫抑制剂剂量为甲泼尼龙 16 mg qd + 吗替麦考酚酯片 0.5 g bid，8 月 5 日至 8 月 7 日予丙种球蛋白 10 g qd，并予降压、输血、补充甲状腺激素、利尿、纠正贫血、护胃、降钾、纠酸、降尿酸等治疗。出院前复查血常规：白细胞 5.64 ×10^9/L，红细胞 2.64 ×10^{12}/L，血红蛋白 81 g/L，血小板 127 ×10^9/L。生化：尿素 18.74 mmol/L，肌酐 156 mmol/L，eGFR 35.81。

出院后继续门诊随诊，2022 年 4 月 26 日复查尿蛋白/尿肌酐降至 931 mg/g，肌酐下降至正常范围并稳定。2022 年 7 月 31 日末次门诊检查尿常规：尿蛋白（-）。血常规：白细胞 14.66 ×10^9/L，红细胞 3.10 ×10^{12}/L，血红蛋白 81 g/L，血小板 253 ×10^9/L。生化：肌酐 49 μmol/L，eGFR 125.07。甲泼尼龙调整：2022 年 8 月 26 日改为 12 mg qd，9 月 9 日 10 mg qd，9 月 30 日 8 mg qd，12 月 16 日 2 mg qd。

诊治小结和思考

患者诊断思路可归纳为两方面：①目前表现是原发病还是 PD-1 治疗后反应导致。患者结节硬化型霍奇金淋巴瘤诊断明确，行 PD-1 化疗后出现甲功异常，并出现全身明显不适。复查 PET-CT 提示肿瘤已完全缓解。故考虑为 PD-1 治疗后导致全身多系统损害。②免疫不良反应损害的范围及程度。目前所见包括内分泌系统、血液系统、肾脏、心脏、肺部、腹部均有累及。评估重点在于原发肿瘤评估、免疫不良反应严重程度，下一步治疗重点在于打断免疫损伤，避免多系统进一步受损害。

现免疫治疗已成为肿瘤患者重要的治疗方式，PD-1/PD-L1 单抗是目前最常用的药物之一，大大改善了肿瘤患者预后。免疫治疗原理在于作用于免疫检查点，阻止自身对免疫系统激活的抑制，免疫系统的激活可大量杀伤肿瘤细胞；但同时免疫系统过度激活也容易带来相关的免疫相关不良反应（irAE），可累及全身多个系统，造成各系统损伤甚至危及生命。本患者使用 PD-1 后先表现为甲状腺功能异常，很快出现心衰、肾衰、多浆膜腔积液，考虑免疫相关不良反应全身累及。

对于 PD-1 导致的轻中度免疫相关不良反应可通过暂停用药及用糖皮质激素控制，治疗原则为早期预防、早期诊断，并给予恰当管理。irAE 恢复后重新开始免疫治疗，需要密切监测 irAE 的再次发生。对于重型甚至危及生命的免疫不良反应，需要联合大剂量糖皮质激素冲击、强免疫抑制剂、细胞因子靶向生物制剂、长春新碱、免疫球蛋白、血浆置换等强力治疗手段。

本例患者入院后使用了大剂量甲泼尼龙冲击、吗替麦考酚酯、长春新碱、阿巴西普等抑制免疫，但之后出现复杂感染，遂加用丙种球蛋白、胸腺肽等增强免疫，同时考虑血浆超滤治疗，而且对于各系统损害也做了相应处理。例如，甲状腺损伤、皮质功能减退，予替代治疗；而对于多浆膜腔积液，则积极抗感染、引流等对症治疗。患者多浆膜腔积液好转，拔除引流管，内分泌功能减退通过替代治疗得以改善，心功能稳定已无须用药；肾损害改善，肾功能得以维持在轻度受损范围，尿蛋白处于轻 – 中度之间。

本病例给临床的启示在于，以 PD-1 抑制剂为代表的肿瘤免疫治疗如同双刃剑，在治疗肿瘤的同时，亦可导致严重的免疫相关不良反应。因此在启动 PD-1 治疗时，要时时评估对患者的治疗是否得当，及时发现相关不良反应。治疗方案方面，目前可考虑糖皮质激素、长春新碱、免疫抑制剂及部分细胞因子拮抗剂，对于何种免疫不良反应使用哪种方案，业界仍在不断摸索中，每个个案都非常具有挑战性。因此，临床医师遇到这类病例，需要严密监测患者治疗反应，对每个患者每个阶段都要进行个体化的治疗。还有一个不容忽视的地方是，免疫相关不良反应通常是多器官多系统受累，且往往会先后出现，此起彼伏。本例患者初期仅仅体现在内分泌系统异常，当时仅用了少量激素及激素替代治疗；但 5 个月后出现了心、肾多系统严重受累，提示临床医生在遇到免疫相关不良反应的时候，不能仅仅看到表现出来的部分，还要警惕可能出现的潜在器官受累，这也为临床预测免疫不良反应最终波及的范围及病情严重程度提出了挑战。

病例4 双兔傍地走，安能辨我是雄雌
——性质不明的皮疹和肺炎

患者陈某，男性，32岁。广东惠州人，工人，2021年7月1日入院。

一、主诉

关节痛、乏力1个月，皮疹20天。

二、现病史及相关病史

患者自诉1个月前开始无明显诱因出现关节痛，表现为右手食指、中指及左手中指近端指间关节肿痛，伴双侧跖趾关节对称性疼痛，伴四肢近端乏力，双下肢尤为明显。患者下蹲后起立困难，无明显肌痛，无关节晨僵。20天前患者开始出现皮疹，起初为脐周红疹，伴瘙痒，皮疹范围逐渐向外周扩大，随后双侧眶周、鼻梁、双侧鼻唇沟、颈部、前胸部、背部、双肘伸面、双手掌指关节伸面等处均出现皮疹。伴有咳嗽、咳痰、发热，体温在38.5 ℃以下，伴胸闷、气促，自觉心悸，无胸痛、咯血，无寒战、盗汗等。于2021年6月9日至2021年6月16日到外院住院，查抗CCP抗体51.65 U/mL，胸部CT示双肺下叶少许感染。诊断"细菌性肺炎，类风湿关节炎"，予莫西沙星抗感染、甲氨蝶呤10 mg qw、来氟米特10 mg qd治疗，患者发热、咳嗽、气促症状好转，关节疼痛及皮疹无减轻。2021年6月18日至2021年6月29日再次外院住院，肌炎特异性抗体谱检验示抗MDA5抗体（+）、抗Ro52抗体（+），诊断"皮肌炎（MDA5阳性），肝功能异常，湿疹性皮炎，肺部感染"，予盐酸莫西沙星（拜复乐）抗感染、甲泼尼龙4 mg did及护肝等治疗，患者病情无明显好转。现为进一步诊治来我院就诊，门诊拟"皮肌炎"收入我科。病程中患者无口干、眼干，无口腔溃疡、光过敏，无大量脱发，无双手遇冷变色，无腹痛、腹泻，无恶心、呕吐，无尿急、尿痛等。自发病以来，患者精神、食欲、睡眠差，大小便正常，体重减轻约10 kg。

既往史：平素健康状况良好，否认高血压、糖尿病、冠心病等慢性病史，否认肝炎、肺结核等传染病史，否认手术史，否认重大外伤史，否认输血和血制品史，预防免疫接种不详，否认食物、药物过敏史。

个人史：出生于广东省惠州市，长期居留地广东省惠州市，无吸烟饮酒史，无特殊嗜好如药物或食鱼生史，无冶游史等。

婚育史：已婚已育，配偶及子女体健。

家族史：其母亲患有高血压、类风湿关节炎病史。家庭其他成员健康状况良好。否认家族中两系三代与患者有类似疾病，无家族遗传性、免疫性和精神性疾病。

病史采集的重点和临床启示

从症状上看，患者突出表现为多关节疼痛、皮疹，病史的询问应围绕关节痛、皮疹情况展开。因患者同时伴有呼吸系统症状，需考虑全身系统性疾病导致多系统受累，故也应询问各系统伴随症状以及有鉴别意义的症状等。应注意以下几点：①关节痛的进一步询问。关节疼痛部位，单侧或对称，疼痛性质、程度、持续时间，病程中疼痛是否有进展、加重、缓解因素，有无伴乏力、晨僵、活动度受限，有无伴肌肉疼痛，相应的诊疗过程、用药情况、后续是否好转。②皮疹情况的进一步询问。皮疹起病时间、累及部位，是否伴溃烂、脱屑、潮红、瘙痒，皮疹与关节痛起病时间的关系，有无黏膜糜烂、溃疡、破损，用药情况及转归。③呼吸系统症状进一步询问。有无咳嗽，咳嗽性质、程度、持续时间；痰性质、量、是否可咳出；有无咯血；有无发热，体温波动情况，是否伴寒战、畏寒、盗汗；有无胸痛胸闷，有无气促等。④结缔组织病相关其余临床表现。有无发热、光过敏、口腔溃疡、指端遇冷变色、口干眼干、皮肤或皮下结节等。⑤注意询问有无心血管系统相关表现，如胸痛、心悸、端坐呼吸、水肿等。⑥注意询问其他多系统损害表现，如有无脑血管疾病、心衰、肾衰等。⑦询问全身一般情况及非特异症状，如乏力、食欲减低、体重下降等全身表现。⑧询问诊疗过程。用药史，具体剂量调整，相关症状进展情况。⑨既往疾病史、用药史、家族史。

经病史采集和初步分析，患者全身多关节痛伴乏力，后出现皮疹，各症状皆在病程中进展，结合外院自身抗体结果，患者可诊断为皮肌炎，同时伴呼吸系统感染。予小量激素、抗感染治疗后并未见病情缓解。

三、体格检查

患者 T 38.1 ℃，P 72 次/分，R 20 次/分，BP 120/98 mmHg。身高 170 cm，体重 64 kg，BMI 22.1 kg/m^2。神清，双眶周、鼻梁、双侧鼻唇沟、前胸部、

颈部、腹部、背部、双侧臀部均可见红色皮疹，融合成片状，双手掌指关节、近端指间关节、肘关节伸面、双大腿外侧可见紫红色斑丘疹，甲皱襞处可见红斑。双肺叩诊清音，双肺呼吸音粗，可闻及少许湿性啰音。右手食指、中指及左手食指近端指间关节肿胀、压痛。四肢肌张力正常，双上肢肌力5-级，双下肢近端肌力约4级。病理反射未引出，脑膜刺激征阴性。

体格检查的重点和临床启示

本例体格检查应重点注意：①生命体征及一般项目。注意体温情况，步态、体位、活动是否受限等。②皮肤黏膜。皮肤黏膜皮疹分布部位、颜色、大小、融合情况；除皮疹外，有无溃烂、黄染、皮下结节、出血点等。③关节肌肉。关节压痛及程度、肿胀、畸形、活动受限，关节受累是否对称；肌肉压痛，四肢肌力、肌力是否对称，肌张力是否正常。④肺部。呼吸频率、节律，肺部呼吸音强弱，干湿啰音，胸腔积液体征等。⑤心脏。心率、心律，有无心力衰竭相应体征、心包积液体征。

四、辅助检查

外院检查胸部CT：考虑双肺下叶、左肺舌段炎症（间质为著）。关节彩超：右手掌指关节MCP2、MCP3滑膜增厚，左手掌指关节MCP2滑膜增厚。腹部+泌尿系彩超：右肾结石；前列腺稍肿大，见钙化；胆囊多发息肉样病变。肌炎谱抗体：抗MDA5抗体（+）、抗Ro52抗体（+）。

入院后检查血常规：白细胞总数4.83×10^9/L，红细胞总数4.37×10^{12}/L，血红蛋白浓度123.00 g/L，血小板计数103×10^9/L，淋巴细胞绝对值0.53×10^9/L。尿常规、大便常规正常。生化：谷草转氨酶397 U/L，谷丙转氨酶531 U/L，谷草/谷丙转氨酶比值0.75，谷氨酰转肽酶267 U/L，总胆汁酸29.9 μmol/L，血清前白蛋白139 mg/L，钠135 mmol/L，氯96.3 mmol/L，高密度脂蛋白胆固醇0.66 mmol/L，低密度脂蛋白胆固醇3.48 mmol/L，磷酸肌酸激酶247 U/L，乳酸脱氢酶549 U/L。心肌酶谱：谷草转氨酶396 U/L，磷酸肌酸激酶249 U/L，乳酸脱氢酶535 U/L，α-羟丁酸脱氢酶364 U/L，心型脂肪酸结合蛋白10.0 ng/mL。免疫：补体C3 1.22 g/L，补体C4 0.33 g/L，血清总补体39 U/mL，免疫球蛋白G 13.61 g/L，免疫球蛋白A 4.25 g/L，免疫球蛋白M 2.30 g/L，CRP 2.2 mg/L。红细胞沉降率测定58 mm/h。降钙素原检测0.128 ng/mL。肿瘤三项：血清铁蛋白>1650.0 ng/mL。血播八项：乙肝病毒表面抗原阴性，乙肝病毒表面抗体阳性，乙肝病毒c抗体阳性，丙型肝炎抗体（发光）阴性，抗-HIV 阴性，梅毒抗体阴性。甲功三项、EB 病毒病原体 DNA 测定、巨细胞病毒（CMV）DNA 定量测定、结核菌感染 T 细胞检测未见异常。呼吸道病原体：肺炎支原体-IgM 弱阳性。血气分析：氧饱和度 99.5%，酸碱度 7.439，二氧化碳分压 41.2 mmHg，氧分压 174.0 mmHg，实际碱剩余 3.3，实际碳酸氢根 27.8 mmol/L。痰培养：鲍曼不动杆菌复合体，药敏试验提示对左氧氟沙星、头孢噻肟、头孢他啶、亚胺培南、阿米卡星等抗生素均敏感。

狼疮四项：抗核抗体（免疫荧光）弱阳性1∶80 均质型。ENA 谱十四项：抗 SSA（Ro52）阳性。自身免疫性肝病抗体：抗核抗体（免疫荧光）弱阳性 1∶80 均质型。类风湿三项：RA33（酶免法）38 μ/mL。风湿三项、APS 三项、抗心磷脂抗体三项正常。

心电图：窦性心律 T 波改变。胸部 CT：①左肺下叶、右肺结节，考虑为炎性结节可能性大，建议抗炎治疗后 3 个月复查。②双肺下叶少许慢性炎症；双侧胸膜轻度增厚、粘连。③纵隔稍大淋巴结（图 1）。PET-CT：全身未见明确恶性肿瘤征象；全身多处皮肤及肌肉组织代谢活跃灶，符合皮肌炎改变；双肺胸膜下数枚小结节，代谢未见异常，考虑良性结节可能，建议随诊；双肺少量炎症。心脏彩超：未见异常。肺功能测定：轻度限制性肺通气功能障碍，支气管舒张试验阴性。肌电图：双正中及双胫神经损害（感觉纤维受累）、左正中神经 F 波出现率减低、右胫神经 F 波潜伏期延长、右股四头肌可疑肌源性损害。建议患者行肌活检，患者希望在明确诊断前提下避免有创性检查，早做治疗，故未做活检。

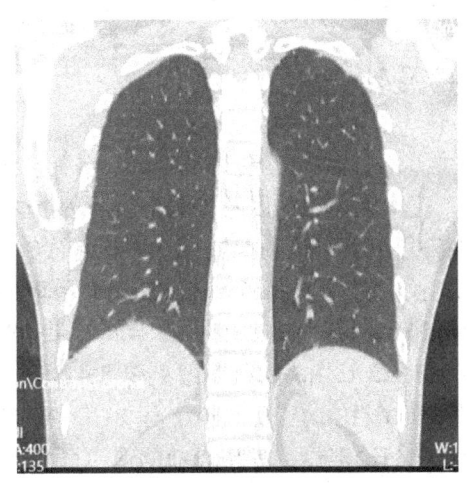

图 1　胸部 CT 未见明显间质性改变

辅助检查的重点和临床启示

初步检查时应着重注意：①血常规、尿常规、大便常规、肝肾功能、生化等，了解患者脏器基本功能。②ESR、CRP等炎症标记物，了解患者全身炎症情况。③EBV、CMV、TB-SPOT、呼吸道病原体等，了解感染情况。④自身抗体谱筛查有无伴随其余结缔组织病。⑤肌电图、肌肉活检，有利于评估肌肉情况。

经查，患者多项检查有阳性发现，这些发现可归结为两个方面。首先，原发病方面，外院肌炎特异性抗体抗MDA5抗体阳性，本院查肌酶升高，炎症指标升高，肌电图异常，PET-CT支持皮肌炎，原发病考虑符合抗MDA5抗体阳性皮肌炎。其次，继发性疾病方面，外院胸部CT提示间质性肺炎，本院复查未见间质性改变，但肺功能测试提示轻度限制性肺通气功能障碍，考虑患者经治疗影像学有所改善。同时伴肺部感染，感染指标升高，胸部CT提示炎症，痰培养阳性。

目前，皮肌炎可诊断，重点是准确评估患者目前整体病情，原发病及肺部的后续治疗，尤其是控制间质性肺疾病进展。

五、诊断

（1）皮肌炎（MDA5抗体阳性）。
（2）皮肌炎性肺间质纤维化。
（3）肺炎（鲍曼不动杆菌）。

六、治疗方案及转归

入院后予甲泼尼龙60 mg qd、巴瑞替尼2 mg qd、羟氯喹200 mg did、熊去氧胆酸0.25 g bid、硫代硫酸钠，以及护胃、补钙及护肝治疗，左氧氟沙星抗感染治疗。2021年7月12日复查血常规：白细胞总数5.63×10^9/L，红细胞总数4.19×10^{12}/L，血红蛋白浓度119.00 g/L，血小板计数106×10^9/L，淋巴细胞绝对值0.72×10^9/L。肝功+肌酶：谷草转氨酶68 U/L，谷丙转氨酶191 U/L，谷氨酰转肽酶325 U/L，磷酸肌酸激酶86 U/L，乳酸脱氢酶278 U/L，α-羟丁酸脱氢酶228 U/L。于2021年7月14日调整激素至甲泼尼龙40 mg qd出院。出院后定期门诊随诊，皮疹较前消退，肝酶、肌酶降低并稳定。

2022年2月12日门诊复诊，面部小片皮疹反复，手部皮疹，反复眼部轻度不适，复查胸部 CT 较前进展，返院住院。复查生化：ALT 40 U/L，AST 25 U/L，LDH 243 U/L，CRP 1.3 mg/L，ESR 33 mm/h，予甲泼尼龙 40 mg qd、环孢素 100 mg bid、羟氯喹 20 mg bid、环磷酰胺 0.6g 治疗，皮疹较前消退，出院带甲泼尼龙 40 mg/d。2022 年 4 月 13 日甲泼尼龙减至 16 mg/d，面部及双手血管炎表现较稳定。最后一次门诊在 2022 年 7 月 13 日，查 ESR 14 mm/h，CRP 1.4 mg/L，CK 59 U/L，LDH 271 U/L，AST 24 U/L，ALT 25 U/L。左肩背切开引流处定期外科门诊换药，伤口恢复良好，伤口无明显红肿、渗出。

诊治小结和思考

皮肌炎是一组以特征性皮疹和四肢近端肌肉受累为特征的系统性自身免疫性疾病，还可出现间质性肺炎、关节受累、消化道受累、心脏受累等。依各种疾病亚型不同，临床可表现为皮疹、肌肉酸痛无力、关节痛、咳嗽、吞咽呛咳等。患者由于临床表现多样化，首诊往往在其他科室，如因关节疼痛就诊骨科，因无力就诊神经科，因咳嗽就诊呼吸科，因皮疹就诊皮肤科，因检查转氨酶升高就诊消化科/肝病科等，可被误诊为类风湿关节炎、痛风、神经官能症、肝炎、支气管炎、湿疹等。对于没有皮肌炎疾病概念的非风湿免疫专科医生，甚至警惕性不高的风湿免疫专科医生也容易对一些皮肌炎相关检查结果视而不见。患者经常因为辗转多个科室治疗无效，无奈之下到风湿免疫科排查免疫性疾病方才确诊。

本例患者初期症状为关节肿痛，随后出现皮疹，表现为眶周皮疹和 Gottron 征等皮肌炎特异性皮疹，但患者外院首次就诊因检查抗 CCP 抗体阳性而被诊断为类风湿关节炎。在外院第二次就诊时，予查肌炎特异性抗体谱检查，结果显示抗 MDA5 抗体阳性，诊断为皮肌炎。然而医生忽视了肺部表现，把患者咳嗽、肺部 CT 显示的炎症考虑为肺部感染，而没有考虑到抗 MDA5 抗体相关皮肌炎的间质性肺炎高发的特点，治疗力度也不足。

风湿专科医生若掌握皮肌炎特征性皮疹表现，并掌握皮肌炎特征性综合征表现，诊断并不难；难的是如何从这些非特异表现中联想到皮肌炎诊断。由于皮肌炎患者常有多系统损害，除了就诊时的主要症状以外还会有其他看似不相关的表现。例如，虽以关节痛主诉但是却有反复皮疹、肌肉酸痛无力、低热、干咳等，从疾病一元论考虑应该警惕全身系统性疾病。风湿免疫科常见发生皮疹的疾病包括系统性红斑狼疮、皮肌炎、银屑病、硬皮病、皮肤血管炎、贝赫切特综合征、风湿热等，皮疹各有特点，掌握这些疾病皮疹特点非常有助于疾病诊断。本例患者由眶周皮疹和 Gottron 征应联想到皮肌炎可能，进一步完善肌酶谱、肌炎特异性抗体谱等检查就可得到正确诊断。

该患者抗 MDA5 抗体阳性，是皮肌炎最常见的抗体之一。抗 MDA5 抗体相关皮肌炎突出表现为典型皮肌炎皮疹、皮肤溃疡、快速进展的间质性肺炎，肌肉受累不明显。治疗方案选择上，抗 MDA5 抗体相关皮肌炎主要应根据系统受累尤其是肺部受累情况决定，与肌肉受累程度无关。该患者初期在外院诊断为皮肌炎后仅用甲泼尼龙 4 mg qid 及抗感染、护肝治疗，症状无改善。转入我科完善检查，结合患者肺部间质性炎症轻微，予甲泼尼龙 60 mg qd、巴瑞替尼 2 mg qd、羟氯喹 200 mg qid 方案治疗，皮疹好转，激素减量。随访过程中出现肺部间质性炎症进展，遂调整免疫抑制剂方案为足量激素＋环孢素＋环磷酰胺，肺部病变控制。但继发背部皮肤软组织感染疖肿，将免疫抑制剂减量，疖肿切开引流、抗感染，联合丙种球蛋白治疗等，皮肤感染逐渐好转。随访肺部病变好转，激素也逐渐减量为小剂量维持。

回顾整个治疗过程，可见患者治疗转归过程并非一帆风顺，尤其间质性肺炎初期不明显，初始方案治疗后仍然进展，提示对于抗 MDA5 抗体相关皮肌炎的快速进展间质性肺炎要做到严密监测，随时调整治疗方案直至病情稳定。由于抗 MDA5 抗体相关皮肌炎合并快速进展间质性肺炎的免疫抑制力度很强，常合并各种病原体及各种部位感染，给治疗带来难度，而感染的表现和原发病表现又往往极为相似，给鉴别诊断带来困难。因此，一方面在治疗过程中要时时关注免疫抑制治疗和防治感染的平衡，另一方面是把握好皮肌炎各种病变的特征，做到精准鉴别。

病例 5　生物制剂显奇功——抗 MDA5 抗体阳性皮肌炎的治疗困境

患者周某，女性，68 岁。2021 年 9 月 13 日入院。

一、主诉

皮疹伴活动后气促 2 个月余。

二、现病史及相关病史

2 个月前患者无明显诱因出现右侧肩部、额部散在红色皮疹，伴皮肤脱屑，未予重视。间隔数天后出现左侧腰腹部疱疹，伴阵发性发电样疼痛，遂至外院治疗，诊断"带状疱疹"，期间额部红色皮疹增多，并逐渐累及颈部、前胸、双手，伴有皮肤脱屑，并出现皮肤瘙痒，考虑"皮肌炎"，予行面部皮肤活检，但未系统治疗。出院后左侧腰腹部疱疹消退，遗留皮肤疼痛，面部、颈部、双手红色皮疹无明显变化，并逐渐出现疲乏、脱发、口干、关节疼痛，活动耐量逐渐下降，活动后气促逐渐加重。患者 1 个月余前无明显诱因出现咳嗽，少量咳痰，痰黏稠不易咳出，院外口服药物治疗后症状无明显好转；后至外院住院治疗，外院住院期间出现发热，体温最高 38.5 ℃，伴畏寒、寒战，自觉纳差、盗汗，予吸氧、抗感染、解痉化痰治疗后，咳嗽、气促症状好转，体温下降至正常。现患者为进一步诊治皮肌炎转入我院，门诊以"皮肌炎"收入我科。患者起病后无口腔溃疡、皮肤变硬，否认肢端遇冷后变色，否认口干、眼干，精神、饮食及睡眠欠佳，二便如常，体重减轻约 5 kg。

既往史：10 年前曾行胆囊切除术。否认高血压、糖尿病、心脏病病史，否认结核、伤寒、淋病等传染病及性病史。否认外伤史、手术史，否认输血史。否认药物、食物过敏史，预防接种史情况不详。

个人史：生长在当地，无烟酒嗜好，亦无接触化学药品及刺激性气体史，无冶游史。

婚育史：适龄婚配，育有 1 子，配偶及孩子均体健。

月经史：47 岁绝经，绝经后无阴道流血、流液、异味等。

家族史：否认家族中有类似病患者，否认遗传病史、传染病史、肿瘤史、冠心病、高血压病史及糖尿病史。否认两系三代家族性遗传病史。

病史采集的重点和临床启示

从症状上看，患者突出表现为皮疹、呼吸系统受累，因此病史的询问应围绕皮疹及呼吸系统症状展开。患者全身症状明显，如疲乏、纳差、体重下降，需考虑全身系统性疾病，故也应询问各系统伴随症状以及有鉴别意义的症状等。应注意以下几点：①皮疹情况的进一步询问。皮疹起病诱因，如饮食、药物；皮疹起病时间、累及部位、是否对称，是否伴脱屑、潮红、瘙痒、疼痛，病程中皮疹是否有进展，相应的诊疗情况及转归。②呼吸系统症状进一步询问。气促发生是否与活动有关，加重与缓解因素；有无胸闷、心悸，有无呼吸困难，有无端坐呼吸；有无咳嗽，咳嗽性质、程度、持续时间；痰性质、量、是否可咳出；有无咯血；有无发热，体温波动情况，是否伴寒战、畏寒、盗汗等。③结缔组织病相关其余临床表现。有无发热、关节痛、口干眼干、光过敏、口腔溃疡、指端遇冷变色、皮肤或皮下结节等，以及各临床症状的性质、程度、持续时间、诊疗过程等。④注意询问有无心血管系统相关表现，如胸痛、心悸、端坐呼吸、水肿等。⑤注意询问其他多系统损害表现，如有无脑血管疾病、肾衰等。⑥询问全身一般情况及非特异症状，如乏力、食欲减低、体重下降等全身表现。⑦询问诊疗过程。用药史，具体剂量调整，病情进展情况。⑧既往疾病史、用药史、过敏史、家族史。

经病史采集和初步分析，患者病初散在皮疹，后逐渐进展，累及全身，并出现结缔组织病、呼吸系统相关表现，病情呈持续进展状态。外院考虑"皮肌炎"但并未经过系统治疗。

三、体格检查

患者 T 36.6 ℃，P 74 次/分，R 20 次/分，BP 119/75 mmHg。神清，安静面容，形体适中，营养一般，查体配合。全身浅表淋巴结未扪及。下唇见一大小约 0.5 cm 的口腔溃疡。前额、双侧面颊、颈部、前胸见散在紫红色皮疹，掌指关节、指间关节、肘关节伸面可见多发红色皮疹，双侧技工手样改变，足跟部皮肤表皮增厚、粗糙和过度角化。胸廓无畸形，双肺呼吸音低，未闻及干湿啰音。心律齐，各瓣膜听诊区未闻及杂音。腹平软，无压痛、反跳痛。双下肢无水肿，四肢关节无红肿热痛，四肢肌力、肌张力正常。生理反射存在，病理反射未引出。

病例 5　生物制剂显奇功——抗 MDA5 抗体阳性皮肌炎的治疗困境

体格检查的重点和临床启示

本例体格检查应重点注意：①生命体征及一般项目。体温、血压，神志、精神状况，步态、体位等。②皮肤黏膜。皮肤黏膜皮疹分布部位及是否对称，颜色、大小、融合情况，有无脱屑、潮红、压痛，除皮疹外有无皮肤黏膜溃疡、黄染、皮下结节、出血点等。③关节、肌肉查体。关节是否有压痛及程度、肿胀、畸形、活动受限，关节受累是否对称；肌肉压痛，四肢肌力、肌力是否对称，肌张力是否正常。④肺部查体：呼吸频率、节律，肺部呼吸音强弱、干湿啰音、胸腔积液体征等。⑤心脏体检。心率、心律，有无心力衰竭相应体征，有无心包积液体征。⑥腹部查体。腹部有无膨隆、血管显露，是否触及包块，有无压痛、反跳痛、腹肌紧张，有无移动性浊音，肝脾有无肿大，肠鸣音是否活跃或减弱，有无血管杂音等。

本例体格检查进一步判断神经系统表现为多发性单神经炎所致，且有低热、乏力、消瘦等表现，鼻黏膜有炎症表现，结合变应性鼻炎病史，家族中有支气管哮喘病史，提示应警惕变应性、自身免疫性疾病。

四、辅助检查

入院前外院检查：

肿瘤三项：癌胚抗原、甲胎蛋白、肿瘤糖类抗原 19-9 无异常，CK-MB、CK、AST、LDH 未见异常。右侧面部皮肤病理：送检皮肤未见角化过度或角化不全，棘层未见增厚，基底细胞液化变形，表皮下裂隙，真皮浅层水肿；真皮浅层血管丛周围稀疏至中等密度淋巴细胞浸润，可见嗜黑细胞，真皮浅层胶原束间见少量粘蛋白沉积，病理改变考虑为皮肌炎。免疫荧光结果：补体 C3（-），IgA（-），IgG（-），IgM（-）。特殊染色结果：AB-PAS［胶原束间少量粘蛋白 AB 染色（+）］。肌电图：①双侧胫神经 H 反射异常提示腰骶神经根（S1）损害。②针极肌电图未见明显神经源性或肌源性损害。心电图正常。胸部、上腹部 CT：①右肺下叶炎症。②右肺中叶、双肺下叶多发实性结节，考虑炎性肉芽肿。③右肺中叶小肺大疱形成，双上肺陈旧性结核，右肺中叶、左肺上叶下舌段少许慢性炎症纤维灶。④主动脉硬化。⑤肝囊肿，胆囊术后缺如。钼靶：①双乳呈不均匀致密型（纤维腺组织及腺瘤样增生）。②不除外左乳非典型增生，右乳Ⅱ，左乳Ⅱa。甲状腺超声：甲状腺左下叶部结节，TⅠ-RADS 3 类。抗核抗体阳性，抗 Ro52 177；血管炎三项正常阴性。

胸部 CT：①右肺中叶、左肺舌段、双肺下叶散在炎症，部分慢性炎症增殖灶。②左肺下叶外基底段小结节状密影，拟增殖灶，必要时随诊复查。③右肺上叶前段肺大疱。左肺尖、右肺上叶尖后段增殖钙化灶伴胸膜增厚。④扫及肝内散在囊状低密度灶。肌酶谱：乳酸脱氢酶293.3 U/L，AST 59.2 U/L，CK 163.0 U/L，CK-MB 15.6 U/L。

入院后检查：

血常规：白细胞总数 2.41×10^9/L，血红蛋白浓度107.00 g/L，中性粒细胞百分率0.7600，淋巴细胞绝对值 0.43×10^9/L。生化全套：谷草转氨酶66 U/L，谷丙转氨酶44 U/L，白蛋白31.7 g/L，球蛋白35.9 g/L，乳酸脱氢酶300 U/L，免疫球蛋白G 19.80 g/L，CRP 0.7 mg/L。血清降钙素原0.037 ng/mL，红细胞沉降率72 mm/h，血清铁蛋白：2690.59 ng/mL。血气分析：氧分压63.30 mmHg。

狼疮四项：ANA阳性1∶80均质型，ENA谱14项：抗SSA（Ro52）阳性，抗CCP抗体18 RU/mL。外送肌炎谱抗体：抗MDA5抗体阳性、抗SSA/Ro52抗体阳性。风湿三项正常。甲功三项、血播八项、结核菌感染T细胞检测未见异常。

常规心电图：①窦性心动过速；②PR间期过短。

胸部螺旋CT平扫+四维重建：①双肺炎症，部分为间质性炎症，双侧胸膜增厚、粘连，部分钙化。②双肺多发实性结节，性质待定，建议定期（1年）复查。③右肺上叶肺大疱。④主动脉硬化。⑤左侧第4肋陈旧性骨折待排。⑥肝内多个低密度灶，建议进一步检查。肺功能：轻度限制性肺通气功能障碍（配合较差）。

2021年9月28日复查。血常规：WBC 4.92×10^9/L，RBC 3.16×10^{12}/L，Hb 105.00 g/L。生化全套：LDH 247 U/L，CRP 1.5 mg/L，ESR 20 mm/h。胸部CT：①双肺炎症，部分为间质性炎症，较前好转；双侧胸膜增厚、粘连，部分钙化，较前变化不大。②双肺多发实性结节，部分新增，部分减小，建议定期（6个月）复查。③右肺上叶肺大疱。④主动脉硬化。⑤左侧第4前肋陈旧性骨折可能性大。

2021年10月15日复查。血常规：WB补体C4.48 $\times 10^9$/L，Hb 85.00 g/L，NEUT 90.50%，LYMPH# 0.19 $\times 10^9$/L。生化全套+免疫：AST 145 U/L，ALT 211 U/L，Na 125 mmol/L，CL 95.8 mmol/L，IgG 8.42 g/L，CRP 7.8 mg/L。炎症二项：PCT 0.06 ng/mL，IL-6 120.0 pg/mL。胸部CT：①双肺炎症，部分为间质性炎症，较前进展；双侧胸膜增厚、粘连，部分钙化，较前变化不大。②双肺多发实性结节，部分新增，部分消失，部分增大，部分缩小，建议定期（6个月）复查。③余同前。

2021年10月25日复查。血常规：WBC 11.47 ×10^9/L，Hb 68 g/L，PLT 89 ×10^9/L，LYMPH# 0.72 ×10^9/L。生化：ALB 24.3 g/L，GLB 23.7 g/L，CRP 31.8 mg/L。PCT 0.03 ng/mL，IL-6 176.8 pg/mL。G 试验：205 pg/mL，CMV-DNA：5.26e3 copies/mL，GM 试验、EBV-DNA 未见异常。

2021年11月1日复查。血常规：WBC 4.95 ×10^9/L，Hb 82 g/L，PLT 151 ×10^9/L。生化：K 2.61 mmol/L，Na 137 mmol/L，CRP 18.8 mg/L。炎症两项：PCT 0.04 ng/mL，IL-6 150.4 pg/mL。胸部 CT：①双肺炎症，部分为间质性炎症，较前进展；双侧胸膜增厚、粘连，部分钙化，较前变化不大。②双肺多发实性结节，部分新增，部分消失，部分增大，部分缩小，建议定期复查。③右肺上叶肺大疱。④主动脉硬化。⑤左侧第 4 前肋陈旧性骨折可能性大。

辅助检查的重点和临床启示

初步检查时应着重注意：①血常规、尿常规、大便常规、肝肾功能、生化等，了解患者脏器基本功能。②ESR、CRP 等炎症标记物，了解患者全身炎症情况。③EBV、CMV、真菌 D 葡聚糖、TB-SPOT 等，了解感染情况。④自身抗体谱，初步肌炎类型定性及有无伴随其余结缔组织病。⑤肌电图、肌肉活检，有利于评估肌炎情况。⑥影像学检查，有利于疾病定性和定位。

经查，患者多项检查有阳性发现。一是和原发疾病有关，这部分需要结合入院前在外院开始治疗前的指标。外院皮肤活检提示肌炎，入院查肌酶升高，ANA、肌炎抗体谱抗 MDA5 抗体阳性，皮肌炎诊断可明确。胸部 CT 提示间质性肺疾病，肺功能限制性肺通气功能障碍，可诊断为 MDA5 相关皮肌炎继发急性进展间质性肺炎。二是继发性疾病情况，经治疗后复查间质性肺炎缓解后再次加重，提示患者病情进一步加重。三是有伴发疾病，炎症指标升高，CMV 阳性，提示患者免疫低下，病情危重。

五、诊断

（1）无肌病性皮肌炎（抗 MDA5 抗体阳性）。
（2）间质性肺病。
（3）细菌性肺炎。
（4）巨细胞病毒病。
（5）口腔念珠菌感染。
（6）低蛋白血症。

（7）骨质疏松。
（8）中度贫血。
（9）肝诊断性影像异常（肝多发低密度灶）。
（10）肺诊断性影像异常（肺结节）。
（11）肺大疱（右肺上叶）。
（12）陈旧性肋骨骨折。

六、治疗方案及转归

入院后治疗药物副作用较多，方案经历多种改变，具体如下：持续使用甲泼尼龙并历经剂量调整（初为口服 28 mg，后改为 40 mg ivdrip qd）；沙利度胺服药后困倦明显，9 月 21 日由 2 粒减量为 1 粒，9 月 29 日停用；羟氯喹（纷乐）200 mg qd；9 月 18 日起加用托法替布（捷维）5 mg bid；9 月 23 日给予环磷酰胺 0.4g iv once 后出现明显全身乏力及胃肠道反应；尼达尼布胶囊 150 mg q12h；以及丙种球蛋白治疗。后复查白细胞及淋巴细胞计数降低，予复方磺胺甲噁唑 2#bid 预防耶氏肺孢子菌（9 月 29 日至 10 月 14 日）。

患者于 10 月 14 日再发乏力、气促加重，伴发热，体温最高 39.5 ℃，检查示肝酶、炎症指标升高，予丙种球蛋白、护肝、美罗培南 1 g q8h（10 月 14 日至 10 月 25 日）、舒普深 3 g q12h（10 月 25 日至 11 月 5 日），查血 CMV-DNA 阳性，加用更昔洛韦 0.25 g q12h（10 月 25 日至 11 月 5 日），查体见口腔多发白斑予加用氟康唑治疗；考虑患者皮肌炎伴间质肺进展，托法替布治疗无明显疗效，患者始终未能脱离吸氧状态，均需要中-高流量吸氧；感染控制后于 10 月 18 日停用托法替布，于 10 月 20 日予托珠单抗 400 mg 静脉注射治疗。观察患者情况，复查炎症指标降低，乏力、气促较前改善，直至可脱离吸氧，血氧仍可保持 97% 以上。但患者因经济原因不愿意再次使用托珠单抗，要求维持目前用药出院。出院后门诊复查，间断吸氧，可缓慢行走，肢体乏力、胃纳改善，睡眠差。11 月 20 日门诊血常规：白细胞 8.03×10^9/L，血红蛋白 103 g/L，血小板 177×10^9/L。生化：钾 2.75 mmol/L，CK 18 U/L，LDH 323 U/L，CRP 5.7 mg/L。IL-6 144.8 pg/mL，PCT 无异常，铁蛋白 3215.37 ng/mL。11 月 22 日发热急诊查血常规：白细胞 17.03×10^9/L，血红蛋白 98 g/L，血小板 142×10^9/L，中性粒 15.36×10^9/L。生化：CRP 148.1 mg/L，ALB 26.7 g/L，GLB 22.4 g/L，钾 2.91 mmol/L，钠 132 mmol/L，氯 96.4 mmol/L，CO_2 17.1 mmol/L。11 月 20 日胸部 CT：①双肺炎症，部分为间质性炎症，右肺上叶实变，较前进展；双侧胸膜增厚、粘连，部分钙化，较前变化不大。②双肺

病例 5　生物制剂显奇功——抗 MDA5 抗体阳性皮肌炎的治疗困境

多发结节，较前增多、增大。③其余同前。患者未再注射托珠单抗，后未回访。

诊治小结和思考

患者以 2 个月前出现皮疹脱屑作为首发症状，随后出现活动后气促、咳嗽、活动耐量下降、干咳、发热等表现，辅助检查提示间质性肺炎。外院诊断"皮肌炎"是比较及时的，但是治疗效果不佳。到我院住院后进一步检查发现抗 MDA5 抗体阳性，肺部间质改变进一步加重，呼吸情况进一步恶化。该患者诊断为"抗 MDA5 抗体相关皮肌炎、急性进展性间质性肺炎"，并有肺部复杂感染。本次住院的关键是准确评估患者目前整体病情及后续治疗，尤其控制肺间质改变的进展。原发病方面，患者病情进展较快，需评估原发病治疗是否充分，激素与传统免疫抑制剂治疗剂量是否合适，是否产生药物不良反应，治疗不充分是否需加用生物制剂或其他治疗方案。继发性疾病方面，胸部 CT 提示肺间质炎症进展状态，肺功能受损；同时合并 CMV、真菌感染，白细胞计数、淋巴细胞计数降低，患者免疫力低下，避免免疫抑制剂大量使用。患者当时需主要解决的问题是，尽可能控制病情进展，延缓肺间质改变，但同时避免多种、大量免疫抑制剂使用，避免免疫过度抑制带来的不良反应。

抗 MDA5 抗体相关的皮肌炎伴急进性间质性肺炎是风湿免疫科治疗的难点，目前以足量激素＋钙调磷酸酶抑制剂联合环磷酰胺或其他免疫抑制剂为主要手段，血浆置换有一定疗效，近年文献报道托法替布可能有效。但该患者对多种治疗药物副作用明显，环磷酰胺使用一次 0.4 g 即出现显著全身反应及胃肠道反应；未用环孢素/他克莫司是由于患者合并真菌感染，合用抗真菌药物对患者环孢素/他克莫司血药浓度影响大，而且复杂感染也限制了这些药物的使用；患者经济情况差以及一般情况虚弱也限制了血浆置换的治疗；沙利度胺用于控制皮疹但也出现副作用。我们参考了文献使用托法替布，但治疗约 1 个月，患者血氧情况未得到明显改善，在这种情况下只能寻求他法。近年文献个案报道使用生物制剂如利妥昔单抗及托珠单抗治疗抗 MDA5 抗体相关的皮肌炎伴急进性间质性肺炎；但该患者目前已出现明显免疫抑制及合并感染，估计难以耐受利妥昔单抗的 B 细胞清除，且患者经济情况不足以支撑反复丙球支持治疗。这种情况下，我们使用了托珠单抗治疗并严密监测，值得欣喜的是，患者使用托珠单抗后呼吸及血氧情况逐步改善，直至可脱离吸氧，虽然复查胸部 CT 提示纤维化仍明显，但患者个人较满意。可惜的是患者经济情况不佳，家庭支持不足，劝说后仍不愿意再使用托珠单抗，患者要求出院。

本病例虽然治疗不充分，且患者未能坚持按医嘱执行，但从前后治疗反应来看，托珠单抗作为一种IL-6单克隆抗体，既往在幼年全身型特发性关节炎、成人Still病、肿瘤免疫治疗相关不良反应等与炎症风暴相关的疾病中取得良好效果，而抗MDA5抗体相关的皮肌炎伴急进性间质性肺炎也有炎症风暴的特点，托珠单抗不失为一个可以考虑的潜在治疗药物，值得进一步深入研究。

病例6　兜兜转转，蓦然回首仍是你——呼吸道阻塞，最终病因竟是它

患者黄某，女性，33岁。广东深圳人，职员，2018年4月8日入院。

一、主诉

咳嗽、呼吸困难3个月，多关节肿痛2个月余。

二、现病史及相关病史

患者3个月前无明显诱因出现咳嗽，咳黄痰，无发热、寒战，无鼻塞、流涕等不适，未予诊治。间隔3天后患者出现呼吸困难，伴声音嘶哑，因呼吸困难、声音嘶哑加重，遂至外院急诊就诊，查颈部CT示喉腔后壁结节，考虑呼吸道梗阻，予行紧急气管切开术，术程顺利。查类风湿因子（RF）629.5 IU/mL，抗核抗体、抗SSA/Ro60、抗SSA/Ro52、抗SSB/La结果均为阳性，抗CCP抗体、血管炎抗体、血清免疫固定电泳、血清IgG4测定未见异常。体液免疫示：IgG 16.58 g/L，IgM 3.38 g/L，补体C3 0.89 g/L，CRP 8.3 mg/L。ESR 84 mm/h。颈部CT增强示：气管后壁病灶（大小约12 mm×11 mm），良性可能性大，考虑息肉或气管囊肿；相应节段气管受压，管腔变窄。

予行纤维支气管镜活检示：镜下见声门下肿物。病理示：①（灌洗液）纤毛柱状细胞、鳞状细胞、尘细胞，多量中性粒细胞。②（左下基底段）送检组织3块，可见增生上皮，部分呈透明样改变；间质淋巴细胞浸润，弥漫淀粉样变，进一步免疫组化。③（声门下）息肉，伴鳞状上皮轻度增生。予头孢曲松钠2.0 g qd + 奥硝唑100mL bid抗感染、地塞米松10 mg静滴及雾化吸入、营养支持治疗。

后为进一步诊治转入我院，入院查电子喉镜检示：①声门下隆起性质待查；②慢性咽喉炎。诊断为"喉肿物（声门下），结缔组织病，急性喉炎（气管切开术后）"，予可乐必妥、甲强龙40 mg qd治疗，并予拔除气管插管，患者呼吸困难好转后出院，出院后患者自行停药。2个月余前患者出现多关节肿痛，以双手部分指间关节、部分掌指关节、双膝关节、双踝关节为主，部分关

节皮温稍高，活动未见明显受限，无发热、畏寒，无恶心、呕吐，无胸闷、气促，无皮疹，无口腔溃疡，无明显眼干、口干等不适，现为进一步诊治，拟"结缔组织病"收入我科。患者起病以来，精神、胃纳可，大小便正常，近期体重无明显变化。

既往史：患者3年前于当地医院行右侧卵巢囊肿切除术，自述术程顺利，术后无诉不适。2个月余前因"呼吸道梗阻"予行气管切开术。否认结核、病毒性肝炎、肝吸虫病、血吸虫病等传染病史，无慢性支气管炎、高血压、冠心病、肾病、糖尿病等慢性病史，无重大外伤史，无食物、药物过敏史。预防接种史不详。

婚育史：患者已婚，育有3女，配偶及女儿均体健。

病史采集的重点和临床启示

从症状上看，患者主要症状主要表现为呼吸困难。病史的询问应围绕呼吸困难展开，也应考虑全身性、系统性病因所致，故也应询问各系统伴随症状以及有鉴别意义的症状等。应注意以下几点：①呼吸系统症状的进一步询问。呼吸困难的诱因、程度、持续时间、有无夜间发作、加重或缓解因素；还应了解有无伴随症状，如发热、咳嗽、咳痰、咯血等。②询问有无心血管相关症状，如有无胸痛、心悸、晕厥，有无下肢水肿、咳粉红色泡沫样痰、腹胀、乏力、恶心、呕吐等心衰症状。③询问有无皮肤症状。重点了解有无红色斑丘疹、出血性皮疹（可为瘀点、紫癜或瘀斑）等过敏表现。④询问有无结缔组织病相关临床表现。了解有无光过敏、面部红斑、口腔溃疡、关节痛、口干眼干、指端遇冷变色、脱发等症状。⑤有无其他过敏性疾病史。在系统性损害基础上发生的过敏性疾病，尤其值得注意。有无心脏病史、哮喘病史，有无接触化学性药物或气体，有无服用精神类药物，有无吞服异物等。

经病史采集和初步分析，患者呼吸困难考虑为喉肿物所致呼吸道梗阻，外院CT及病理结果提示良性病变，具体病因待明确。

三、体格检查

患者意识清楚，对答切题，全身皮肤黏膜无黄染，无脱水、多汗，全身浅表淋巴结未扪及。心肺腹查体无特殊。右腕关节肿痛，皮温稍升高，活动无明显受限，指关节无半脱位、纽扣花样改变。膝关节浮髌征（-）。四肢肌力正常，肌张力正常，无肌肉萎缩。四肢未见水肿。病理征阴性。

体格检查的重点和临床启示

体格检查应注意：①观察生命体征及一般情况。有无发热、血压升高、心率增快；神智欠清要考虑肺性脑病、颅脑病变、中毒；有无贫血、发绀、结膜水肿、声音嘶哑等；体位情况，端坐呼吸见于左心衰、重症哮喘，侧卧位常见于胸腔积液。②呼吸系统。注意呼吸频率、节律及幅度，肺部有无异常体征，有无呼吸音、叩诊音的变化，以及病理性呼吸音（哮鸣音、湿啰音、Velcro 啰音），有无三凹征。特殊的呼吸形式常常是诊断的重要线索，如深大呼吸、点头式呼吸、叹气样呼吸等。③心脏体征。心界是否扩大，心率情况，心律是否规整，有无心音异常、瓣膜杂音等。④腹部及神经查体。有无压痛、反跳痛、包块，有无肠型及蠕动波，有无腹部隆起病变抬高膈肌导致呼吸困难，有无脑膜刺激征、病理征等。⑤专科查体。有无皮疹、口腔溃疡、关节肿痛、关节畸形等。

四、辅助检查

（一）初步检查结果

外院查 RF 629.5 IU/l，抗核抗体、抗 SSA/Ro60、抗 SSA/Ro52、抗 SSB/La 结果均为阳性，抗 CCP 抗体、血管炎抗体、血清免疫固定电泳、血清 IgG4 测定未见异常。体液免疫示：IgG 16.58 g/L，IgM 3.38 g/L，补体 C3 0.89 g/L，CRP 8.3 mg/L。ESR 84 mm/h。颈部 CT 增强示：气管后壁病灶（大小约 12 mm×11 mm），良性可能性大，考虑息肉或气管囊肿。相应节段气管受压，管腔变窄。行纤维支气管镜活检示：镜下见声门下肿物，病理示：①（灌洗液）纤毛柱状细胞、鳞状细胞、尘细胞，多量中性粒细胞。②（左下基底段）送检组织 3 块，可见增生上皮，部分呈透明样改变；间质淋巴细胞浸润，弥漫淀粉样变，进一步免疫组化。③（声门下）息肉，伴鳞状上皮轻度增生。

电子喉镜检查示：①声门下隆起性质待查。②慢性咽喉炎。气管切开套管拔除术后复查颈部 CT 平扫+增强：颈前下段部分软组织缺损，气管见通道直达皮下，邻近未见异常软组织影，气管管腔通畅；甲状腺形态、大小正常，其内未见异常密度影，增强扫描未见异常强化灶；双侧腮腺、颌下腺形态及密度未见异常，增强扫描未见异常强化；颈部软组织形态、密度未见异常，增强后未见异常强化灶；双侧颈部未见明显肿大淋巴结影。气管切开套管拔除术后，所见气道未见明确梗阻。

（二）进一步检查结果

入院后查血常规、尿常规、肝肾功未见异常，CRP 0.36 mg/L，红细胞沉降率46 mm/h。抗核抗体十项：抗 SSA 抗体 156 AU/mL，抗 SSB 抗体 504 AU/mL，抗 JO-1 抗体 304 AU/mL，抗核抗体 504 AU/mL。狼疮三项：抗核抗体阳性1：3200 颗粒型，dsDNA 抗体、补体 C1q 抗体阴性。ENA 谱十四项：抗 SSB 阳性，抗 SSA（Ro60）阳性，抗 SSA（Ro52）阳性。风湿二项：ASO 40 IU/mL，类风湿因子 727 IU/mL。RA 四项、抗心磷脂抗体三项、抗磷脂抗体综合征三项阴性。

常规心电图：正常心电图。胸部螺旋 CT 平扫+三维：①双肺多发小结节，较前变化不大，建议定期复查；②双肺炎症，部分较前吸收；③双肺多发肺大疱。心脏彩超：心脏结构未见明显异常；彩色多普勒血流显像示：二尖瓣、三尖瓣轻度反流；左心功能未见明显异常。唾液腺核素检查：①右侧腮腺、双侧颌下腺摄取稍降低，排泄功能正常；②左侧腮腺摄取、排泄功能正常。唇腺病理结果：（下唇唇腺）送检涎腺组织小叶结构保存，腺泡稍减少，间质内见稍多淋巴细胞、浆细胞浸润，并见灶性聚集，有 1 小灶淋巴细胞、浆细胞数量大于 50 个，结合临床，考虑为干燥综合征之唇腺改变。眼科会诊：干眼症（中度），主要为泪腺功能受损引起干眼症，建议长期补充人工泪液，如玻璃酸钠、重组中碱性成纤维细胞生长因子滴眼液治疗。

辅助检查的重点和临床启示

初步检查时应着重注意：①血常规、尿常规、大便常规、肝肾功能、生化等，以了解患者脏器基本功能。②喉镜、颈部 CT 以明确呼吸道梗阻情况。③血气分析、胸片或胸部 CT、肺功能等明确肺部情况；BNP、心电图、心脏彩超等，以明确心脏情况。④ESR、CRP、TB-SPOT、呼吸道病原体等，以了解感染情况。⑤自身抗体谱筛查，以了解有无伴随其他结缔组织病。

经查，患者多项检查有阳性发现，ESR、IgG 升高，提示存在自身炎症反应；颈部 CT 增强示气管后壁病灶，喉镜见声门下肿物，且肿物活检病理结果提示为良性；抗核抗体、抗 SSA/Ro60、抗 SSA/Ro52、抗 SSB/La 结果均为阳性，进一步唇腺活检病理提示灶性聚集。综合结果考虑患者为干燥综合征。

五、诊断

(1) 干燥综合征（舍格伦综合征）。
(2) 喉肿物（声门下）。

六、治疗方案及转归

入院后予甲泼尼龙 20 mg qd、羟氯喹 0.2g bid、吗替麦考酚酯分散片 0.75 g bid 及西乐葆止痛、补钙、护胃等对症治疗。出院规律门诊随访,并逐渐减量甲泼尼龙至 2 mg qd,并逐渐减停吗替麦考酚酯,以羟氯喹维持。多次复查颈部 CT,患者咽喉肿物未再复发,干燥综合征症状保持稳定。

诊治小结和思考

该患者首发症状是以咽喉部阻塞表现起病,通常会以耳鼻喉科作为首诊科室,如果仅仅关注到了局部的肿物并且只做局部切除,就很容易产生误诊和漏诊。当时外院已经做了免疫方面检查,提示 RF 高滴度阳性,抗核抗体、抗 SSA 抗体、抗 SSB 抗体阳性,也给出了结缔组织病的方向,但未给患者进一步检查及明确结缔组织病类型。后患者出现了全身多关节肿痛,再次入院检查提示类风湿因子高滴度阳性,因此要鉴别类风湿关节炎。但患者抗 CCP 抗体阴性,抗 SSA、抗 SSB 抗体阳性,虽无口干、眼干症状,但眼科检查提示中度干眼症,唇腺活检符合干燥综合征改变,所以最终诊断干燥综合征是没有疑问的,给予相应激素及免疫抑制治疗后病情得到控制,咽喉部肿物未见复发,提示咽喉部肿物与干燥综合征相关。

该病例是典型的干燥综合征合并呼吸道黏膜淋巴细胞浸润及淀粉样变,整体发病率低,比较罕见;而且该患者口干、眼干症状不明显,如果仅因为喉狭窄在耳鼻喉科就诊而未行免疫学相关检查,确实容易漏诊。由于干燥综合征的病理表现特点之一是明显的淋巴细胞浸润,因此临床上遇到呼吸道组织增生,而病理见到明显淋巴细胞浸润的,应该注意到风湿免疫病中干燥综合征的可能性,有意识地询问相关临床症状及体检,以及进行相应的免疫学检查。

病例7 狼行千里，时刻警惕——
长期稳定狼疮，为何突发腹痛

患者李某，女性，23岁。广东省汕头市人，在校大学生。2018年3月22日入院。

一、主诉

红斑、浮肿8年，腹痛8天。

二、现病史及相关病史

患者8年前因红斑、浮肿于外院检查后诊断为"系统性红斑狼疮，狼疮性肾炎"，规律服用强的松、环磷酰胺治疗，后改为强的松+羟氯喹治疗，强的松5 mg qd已维持2年余。2个月前外院复查补体C3、补体C4低，尿蛋白（+），予加用甲氨喋呤7.5 mg qw。目前治疗方案为强的松5 mg qd+硫酸羟氯喹200 mg bid+甲氨喋呤7.5 mg qw。患者8天前无明显诱因出现腹痛，伴呕吐胃内容物多次，伴低热、腹胀，无排便、排气，遂至我院急诊，影像学检查提示"肠梗阻"，予胃肠减压、抗感染、护胃、补液及支持对症治疗，现为进一步诊治收入我科。患者近期睡眠欠佳，精神一般，现有少量排气，小便如常，体重无明显改变。

既往史：否认高血压、糖尿病、心脏病、血脂异常，否认肝炎、结核、伤寒、淋病等传染病及性病史。否认外伤、手术史，无输血及输血制品。否认食物、药物过敏史，预防接种史情况不详。

月经婚育史：未婚，无子女。月经规律，否认痛经史。

病史采集的重点和临床启示

从症状上看，患者既往系统性红斑狼疮基础病明确，此次主要症状表现在消化系统，出现腹痛、腹胀、呕吐及排气排便停止，伴发症状包括低热。鉴别诊断不应再纠结于以往的原发病，而应重点围绕此次入院的主要原因，病史的询问重点要有助于鉴别消化系统疾病与原发基础病相关还是新发疾病。病史询问首先围绕消化系统展开,也应考虑全身性、系统性病因,故也应询问各系统伴随症状以及有鉴别意义的症状等。应注意以下几点:①消化系统症状的进一步询问。腹痛症状起病诱因、疼痛部位、发病急缓、症状特点,呕吐物性质、各种临床表现随时间演变的过程、受影响的程度,相应的治疗和治疗后病情的变化情况等。有无伴随其他症状,如反酸、嗳气、黄疸等。②询问有无系统性红斑狼疮活动期相关临床表现。了解近期有无光过敏、面部红斑、口腔溃疡、关节痛、口干眼干、指端遇冷变色、脱发等症状,了解有无诱发狼疮活动的生活因素,如日晒、劳累、擅自停药等。③询问有无呼吸道病变的表现,如有无哮喘、咳嗽、咽痛、盗汗、午后潮热等,各临床症状的性质、程度、起病时间、持续时间。④注意询问其他多系统损害表现,如有无心脏疾病、脑血管意外、进行性心力衰竭,近期出现的水肿、进行性肾功能不全、蛋白尿。⑤询问诊疗经过。用药史,具体剂量调整,是否规律随访、规律复查,各项复查参数的变化等。⑥月经史、既往疾病史、手术史(尤其是腹部手术史)、家族史。

经病史采集和初步分析,患者腹痛、呕吐、腹胀、停止排气排便,考虑为"肠梗阻",后续将重点分析具体病因及其与系统性红斑狼疮相关性。

三、体格检查

患者 T 36.4 ℃,P 117 次/分,R 16 次/分,BP 100/77 mmHg。神清,对答切题,全身浅表淋巴结未触及肿大。心肺查体无特殊。腹平,腹壁稍紧,全腹无压痛、反跳痛,叩诊鼓音,肠鸣音稍活跃。双下肢无水肿。

体格检查的重点和临床启示

体格检查应注意:①生命体征及一般项目。注意体温监测、血压监测、脉搏、神志等。②腹部查体。有无压痛、反跳痛、包块、移动性浊音、肠鸣音,有无肠型及蠕动波。③皮肤黏膜。注意皮疹、皮下结节、出血性皮疹(可为瘀点、紫癜或瘀斑)、水肿等。④心肺查体。心率、心律、呼吸频率,有无心脏杂音、肺部啰音等。

四、辅助检查

初步检查结果:

外院查尿常规:尿蛋白定性(+),补体 C3 0.69 g/L,补体 C4 0.12 g/L。

我院急诊查血常规:WBC 14.07×10^9/L,血小板 393×10^9/L。尿常规:

蛋白质（2＋），潜血微量。补体 C3 0.2 g/L，补体 C4 0.03 g/L。ANA 1∶3200 颗粒型，dsDNA 抗体阴性。腹平片：不除外不完全性小肠梗阻可能。腹部 CT：影像可见部分空肠肠管扭曲，肠壁明显水肿、增厚、分层，肠腔轻度扩张，积液征象不明显，增强扫描肠壁明显强化（图 1）。

结论：①考虑肠扭转致左侧部分空肠不全梗阻，并局部空肠肠管明显水肿、炎症；大量腹水，腹膜炎。②慢性胆囊炎。③双肾小囊肿；左肾下极低强化灶，不除外缺血改变。

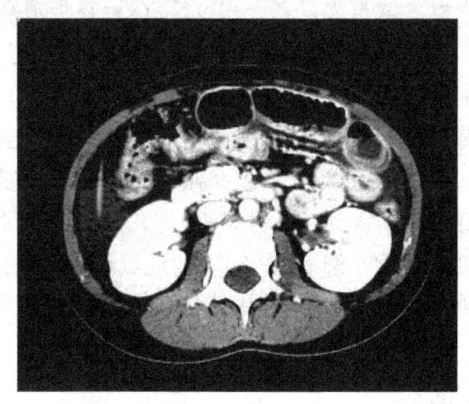

图 1　腹部 CT 可见肠壁明显水肿、增厚、分层，肠腔轻度扩张

进一步检查结果：

2018 年 3 月 22 日血常规：白细胞总数 5.29×10^9/L，淋巴细胞绝对值 0.4×10^9/L，血红蛋白浓度 103 g/L。尿常规：蛋白质（＋）。24 h 尿总蛋白 0.520 g/L。生化全套：谷草转氨酶 44 U/L，乳酸脱氢酶 449 U/L，α－羟丁酸脱氢酶 444 U/L，血淀粉酶 208 U/L，脂肪酶 143 U/L。血清降钙素原 0.23 ng/mL。补体：补体 C3 0.16 g/L，补体 C4 0.02 g/L，血清总补体 6 U/mL。血清铁蛋白 685.3 ng/mL。凝血四项：凝血酶原时间 24.5 s，凝血酶原活动度 35%，纤维蛋白原浓度 1.820 g/L。

常规心电图：①窦性心律；②P－R 间期缩短；③右心房负荷增大；④T 波改变呈低平；⑤左心室高电压。

胸部螺旋 CT 平扫：①双肺多发结节，怀疑炎性结节或肿瘤，建议定期复查。②双肺炎症。③双侧少量胸腔积液。④腹水。肝胆脾胰＋双肾输尿管膀胱＋子宫附件彩超：肝脏实质回声稍增粗，肝脏无明显增大或缩小，肝内未见明显占位病变；慢性胆囊炎声像。心脏彩超：三尖瓣反流（轻度），左室收缩功能正常。

辅助检查的重点和临床启示

初步检查时应着重注意：①血常规，尿常规，生化全套，ESR、CRP 及其他炎症标记物等，以了解患者基本情况。②完善狼疮四项、ENA 抗体谱、ANCA、抗磷脂抗体、补体等了解疾病活动度情况。③腹部增强 CT + 血管重建以明确肠道及肠系膜血管情况，是否为绞窄性肠梗阻，是否需尽早手术治疗。

五、诊断

(1) 系统性红斑狼疮（狼疮性肠系膜血管炎；狼疮性肾炎）。
(2) 肠梗阻（不全性）。
(3) 腹水。
(4) 慢性胆囊炎

六、治疗方案及转归

入院后予甲强龙 40 mg qd 及丙种球蛋白 15 g qd 治疗 3 天，并予头孢哌酮舒巴坦钠、甲硝唑抗感染，及禁食、胃肠减压、补液、改善凝血功能、补充白蛋白等治疗，予环磷酰胺 0.4g 静脉滴注。患者症状逐渐缓解，复查腹部立卧位平片提示未见肠梗阻征象。4 月 2 日复查血常规：白细胞总数 9.170×10^9/L，淋巴细胞绝对值 0.830×10^9/L，血红蛋白浓度 116 g/L。血淀粉酶 142 U/L，脂肪酶 86 U/L。补体 C3 0.23 g/L，补体 C4 0.04 g/L。予拔除胃管，并予流质饮食，患者无诉腹痛，已有排气排便，予带药出院。出院后规律门诊随诊，定期环磷酰胺治疗，并逐渐减量糖皮质激素。

患者于 2018 年 5 月 12 日因四肢瘀斑入院，检查示血小板计数 15×10^9/L，予加量甲强龙至 60 mg qd，血小板计数逐渐回升，因不排除血小板减少与环磷酰胺副作用相关，予改环磷酰胺为吗替麦考酚酯 0.5 g bid 治疗。出院规律随诊，逐渐减量甲泼尼龙至 4 mg qd 维持，并于 2019 年 11 月 8 日加用环孢素，于 2020 年 7 月停用吗替麦考酚酯。

诊治小结和思考

系统性红斑狼疮患者出现胃肠道症状十分常见，可见于约 50% 的系统性红斑狼疮患者，通常由潜在感染和药物不良反应所致，且多为非特异性临床症状，如恶心和呕吐、厌食和腹痛等。临床意义更大的是狼疮活动导致的狼疮性肠炎。

狼疮性肠炎的三种主要形式是狼疮肠系膜血管炎、肠假性梗阻和蛋白丢失性肠病。

狼疮性肠系膜血管炎（LMV）：主要与免疫复合物沉积导致的血管炎及由抗磷脂抗体导致的肠道血管栓塞有关。主要临床表现为弥漫性腹痛、腹泻、恶心、呕吐、腹胀、便血、肛门停止排气排便。由于肠系膜病理取材困难，多根据腹部增强CT辅助诊断。增强CT可见节段性肠管扩张（直径超过3 cm），肠壁水肿增厚（超过3 mm），肠系膜血管充盈增粗，呈"梳齿状排列"典型改变，后期征象可见肠壁囊样积气。

假性肠梗阻（IPO）：由神经抑制、毒素刺激或肠壁平滑肌本身的病变导致的肠壁肌肉运动功能紊乱，又称为动力学肠梗阻，麻痹性肠梗阻和痉挛性肠梗阻均属于急性假性肠梗阻。临床具有痛、吐、胀、闭的症状及体征，但无肠内外机械性肠梗阻因素存在。

蛋白丢失性肠病（PLE）：因蛋白质尤其是血浆清蛋白经肠道黏膜向肠腔内异常大量排出，随粪便丢失所致低蛋白血症。主要临床表现为下肢或全身水肿、腹水、腹泻，检验结果可见血清白蛋白下降、而24 h尿蛋白未增加；根据锝（Tc-99 m）白蛋白闪烁显像和/或粪便中α1抗胰蛋白酶清除率增加可确诊。

根据患者症状、检验及检查结果，SLEDAI评分为14分，属于狼疮病情活动，综合考虑患者为狼疮性肠系膜血管炎合并假性肠梗阻。首选大剂量糖皮质激素［如甲泼尼龙1～2 mg/（kg·d），静滴］，辅以禁食禁水、胃肠减压、营养支持、抑酸护胃、抗感染等对症治疗。对于抗磷脂抗体阳性患者则需联合抗凝治疗；部分患者对激素应答不佳，可加用环磷酰胺冲击治疗。

病例 8　多年肝病是虚晃，IgG4 升高为哪般

患者马某，男性，63 岁。广东汕头人，退离休人员，2018 年 5 月 7 日入院。

一、主诉

反复咳嗽、咳痰 10 余年，发现球蛋白升高 1 个月余。

二、现病史及相关病史

患者 10 余年前无明显诱因出现咳嗽、咳痰，呈阵发性咳嗽，未予重视。半年前出现咳嗽、咳痰加重，痰为黄色黏痰，不易咳出，伴气促、胸闷，无发热，遂至当地镇医院住院，诊断为"肺部感染、肝硬化"，予抗感染治疗，症状未见好转，自动出院。出院后服用中药治疗，咳嗽、咳痰症状未见好转，并出现纳差、腹胀、口干等不适。于 1 个月余前至当地医院就诊，查球蛋白 84.2 g/L，遂至当地医院血液科住院。检查发现 IgG4 明显升高，PCT-CT 示：肝硬化表现，广泛累及横膈上下多发代谢增高淋巴结，脾脏增大伴代谢增高，胰腺及双肾弥漫性代谢增高。现患者为进一步诊治入院。起病以来，患者无皮疹，无口腔溃疡、脱发，无关节痛等不适，精神一般，饮食睡眠尚可，大小便正常，近期体重无明显变化。

既往史：患者诉曾使用过非一次性注射器。否认高血压、糖尿病、冠心病等慢性疾病史，否认肝炎、肺结核等慢性传染性疾病史，否认重大手术、外伤史，否认食物药物过敏史，否认输血史，免疫接种史不详。

个人史：自诉吸烟史 20 余年，平均 1 包/天，现已戒烟。

婚育史：已婚已育，配偶及儿子均体健。否认家族史。

病史采集的重点和临床启示

从症状上看，患者突出表现为反复咳嗽、咳痰、纳差、腹胀，外院检查提示肝硬化、IgG4 明显升高，病史的询问应围绕呼吸、胃肠道相关临床症状起病时间、诊治过程展开。应警惕除肝硬化以外全身系统性疾病如肿瘤，故也应

询问各系统伴随症状以及有鉴别意义的症状等。应注意以下几点：①咳嗽、咳痰症状的进一步询问。咳嗽性质、发作规律、季节相关性、咳痰的颜色、性状、量的多少，有无咯血、气促、呼吸困难，各临床症状的性质、程度、起病时间、持续时间。②有无消化系统相关表现。患者突出表现为纳差、腹胀，注意询问有无恶心、呕吐、腹泻、腹痛、厌油、排黏液血便、肛门排气情况等。③IgG4升高情况的进一步询问。询问既往有无相关肝脏病史，是否完善相应检查，如淋巴结穿刺活检、唇腺活检等，相关的治疗与指标演变情况。④询问有无结缔组织病相关临床表现。有无发热、光过敏、皮疹、口腔溃疡、关节痛、指端遇冷变色、口干眼干、皮肤或皮下结节等症状。⑤注意询问器官损害表现，如有无泪腺、腮腺肿大或硬结，有无炎性假瘤、眼外肌增厚，有无甲状腺肿大，有无神经系统相关症状等。⑥询问全身一般情况及非特异症状，如有无消瘦、乏力、关节疼痛等全身表现。⑦询问诊疗过程。用药史，具体剂量调整，相关症状进展情况。⑧既往疾病史、过敏史、家族史。

三、体格检查

患者神清，肝病面容。全身皮肤及巩膜轻度黄染，肝掌（+），蜘蛛痣（−），颈部、腋窝、腹股沟可触及多发淋巴结肿大，无压痛，双肺呼吸音清，未闻及干湿性啰音，心率86次/分，律齐，各瓣膜区未闻及病理性杂音，腹部平坦，腹壁静脉曲张，腹软，无压痛、反跳痛，未扪及包块，肝肋下未及，脾脏肋下可触，Murphy征（−），肝区无叩痛，移动性浊音（−），肠鸣音正常。扑翼样震颤（−）。双下肢无水肿。

体格检查的重点和临床启示

本例体格检查应重点注意：①生命体征及一般项目。注意体温监测、血压监测、脉搏、神志等。②头颈部查体。颈部淋巴结、肿块、甲状腺检查，有无腮腺肿大、咽充血、扁桃体肿大化脓、鼻窦及耳道异常流液等。③心肺腹查体。心率、心律是否规整，有无心脏杂音，有无心包摩擦音等；呼吸频率、节律，肺部叩诊有无异常体征，有无肺部啰音等；腹部有无压痛、反跳痛，有无包块、移动性浊音、肠鸣音，有无肠型及蠕动波，肝脾有无增大等。④皮肤黏膜及浅表淋巴结。注意有无皮疹、皮下结节、出血性皮疹（可为瘀点、紫癜或瘀斑）、水肿、软组织肿胀，有无淋巴结肿大等。

四、辅助检查

当地医院检查示:球蛋白 84.2 g/L。PCT-CT 示:肝硬化表现,广泛累及横膈上下多发代谢增高淋巴结,脾脏增大伴代谢增高,胰腺及双肾弥漫性代谢增高。

入院后检查:血常规:白细胞总数 5.42×10^9/L,嗜酸性粒细胞 1.19×10^9/L,血小板计数 149.000×10^9/L,血红蛋白浓度 111.0 g/L。生化全套:谷丙转氨酶 16 U/L,谷草转氨酶 25 U/L,谷氨酰转肽酶 109u/l,白蛋白 30.8 g/L,球蛋白 63.7 g/L,肌酐 96 μmol/L。低密度脂蛋白胆固醇 2.22 mmol/L,总胆红素 30.240 μmol/L,直接胆红素 15.330 μmol/L。凝血四项:凝血酶原时间 16.7 s。血清 IgG4 12.0 g/L,免疫固定电泳:发现单克隆免疫球蛋白 IgG - κ 合并 IgG - λ。C 反应蛋白 14.77 mg/L,红细胞沉降率 91 mm/h。肿瘤三项:铁蛋白 477.287 ng/mL。弓形体抗体(IgG)测定(-),弓形体抗体(IgM)测定(-)。自身免疫性肝病抗体(-),乙型肝炎 DNA 测定(-),丙肝抗体(-)。抗核抗体、ENA 谱、ANCA 四项、抗心磷脂抗体、抗磷脂抗体综合征三项阴性。TMPT 基因:TMPT 活性正常。

常规心电图检查十二通道:正常心电图。胸部螺旋 CT 平扫 + 增强扫描:①双肺结节,考虑炎性结节可能,建议抗感染治疗后复查。②双肺散在炎症,建议治疗后复查。③纵隔肿大淋巴结,左肺门钙化小淋巴结。④主动脉硬化。⑤肝脏所见,建议腹部检查。

头颅 MRI 平扫:①双侧额顶叶、左侧放射冠少许变性灶。②老年脑。③左侧额窦、双侧筛窦及上颌窦炎。

上腹部 MRI 平扫 + 增强 + 呼吸门控 + MRICP:①考虑肝静脉 - 下腔静脉混合型布加氏综合征可能,建议进一步检查。②肝硬化,门静脉高压:脾大,食管下段 - 胃底静脉、胃冠状静脉、脾静脉曲张,脾肾分流,腹膜后静脉曲张,少量腹水。③慢性胆囊炎。

唇腺活检:(唇腺)送检涎腺组织,小叶结构存在,腺泡数量减少,间质灶性区域见较多淋巴细胞、浆细胞浸润,并见淋巴细胞聚集灶(>50 个细胞/灶),需结合临床。

骨髓涂片:骨髓和外周血嗜酸性粒细胞增多,骨髓浆细胞增高,考虑反应性浆细胞增多可能。骨髓流式:流式结果提示送检标本中未检测到明显的浆细胞相关数量和免疫表型异常证据。

淋巴结活检:(右颈部淋巴结、左腹股沟淋巴结、右腹股沟淋巴结)送检淋巴结结构基本保存，淋巴滤泡稍萎缩减少，副皮质区增生丰富，有大量浆细胞浸润，结合免疫组化结果，符合淋巴结反应性增生，结合临床，考虑为 IgG4 相关性硬化性疾病的淋巴结病，未见确切肿瘤性病变。免疫组化结果（5号）：CK（－），Kappa（＋），Lambda（＋），CD3（＋），CD45RO（＋），CD20（＋），CD79a（＋），CD21（FDC＋），CD23（FDC＋），Ki－67（生发中性90%＋，非生发中心40%＋），Bcl－2（生发中心外＋），CD38（＋），CD138（＋）。外送金域 IgG4 病理染色：IgG4 个别细胞散在弱＋（<1%）。

复查血常规：白细胞总数 6.39×10^9/L，血小板计数 136×10^9/L，血红蛋白浓度 122 g/L。生化全套：谷丙转氨酶 22.000 U/L，谷草转氨酶 16.000 U/L，总胆红素 9.250 μmol/L，肌酐（酶法）80 μmol/L。C 反应蛋白 0.75 mg/L。IgG4 测定 72.60 g/L。免疫球蛋白 G 37.59 g/L。

辅助检查的重点和临床启示

初步检查时应着重注意：①血常规，尿常规，生化全套，ESR、CRP 和其他炎症标记物等，以了解患者基本情况。②乙肝两对半、乙肝病毒 DNA 定量、甲肝、戊肝、肝硬度等相关检查以明确患者肝硬化情况。③完善狼疮四项、ENA 抗体谱、ANCA、抗磷脂抗体、补体等了解是否存在自身免疫性疾病。④骨髓穿刺、肿瘤标志物检测、淋巴结彩超以明确是否存在血液系统等恶性肿瘤。⑤唇腺活检、淋巴结穿刺活检以明确是否存在组织浸润情况。

五、诊断

（1）干燥综合征。
（2）自身免疫性肝硬化失代偿期。

六、治疗方案及转归

5 月 15 日出现发热，用了莫西沙星；5 月 18 日予加用甲强龙 20 mg 治疗，辅予护胃、补钙治疗。

入院后予甲强龙 20 mg qd、羟氯喹 0.2g bid、熊去氧胆酸 0.25 g bid 治疗，护肝及抗感染。复查示谷氨酰转肽酶较前下降，球蛋白降低。出院后患者规律在我科门诊随诊，并予加用硫唑嘌呤 50 mg qd，后调整为 50 mg bid。

2019 年 9 月复查示 IgG4 测定 4.18 g/L，上腹部 MRI 平扫＋增强＋MRCP（图1）：①肝、胰、双肾、肝内外胆管及腹膜后淋巴结所见符合 IgG4 相关疾病改变，较前明显好转；双肾周围渗出，较前稍吸收。②考虑肝静脉－下腔静脉混合型布加氏综合征可能，大致同前。③肝硬化，门静脉高压：脾大，食管下段－胃底静脉、胃冠状静脉、脾静脉曲张，腹膜后静脉曲张，脾肾分流，少量腹水，较前吸收。④慢性胆囊炎。

2020 年 7 月复查示：IgG10.28 g/L，IgG4 2.530 g/L。上腹 MRI（图 2）：①肝、胰、双肾、肝内外胆管及腹膜后淋巴结所见，符合 IgG4 相关疾病改变，大部分较前稍好转；双肾周围渗出，较前变化不大。②考虑肝静脉－下腔静脉混合型布加氏综合征可能，大致同前。③肝硬化，门静脉高压：脾大，食管下段－胃底静脉、胃冠状静脉、脾静脉曲张，腹膜后静脉曲张，脾肾分流，少量腹水，较前稍增多。④慢性胆囊炎。用药调整为甲泼尼龙 6 mg qd、硫唑嘌呤 50 mg bid、羟氯喹 0.2g qd、熊去氧胆酸 0.25 g bid 治疗。

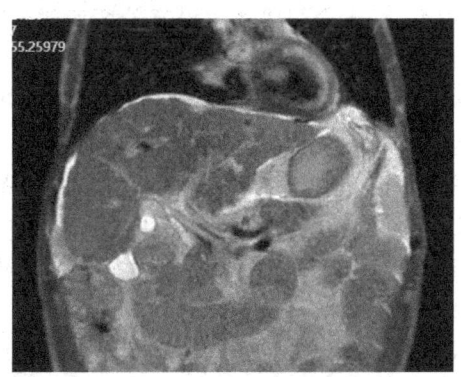

图 1　腹部 CT 表现符合 IgG4 相关性疾病表现（2019 年 9 月）

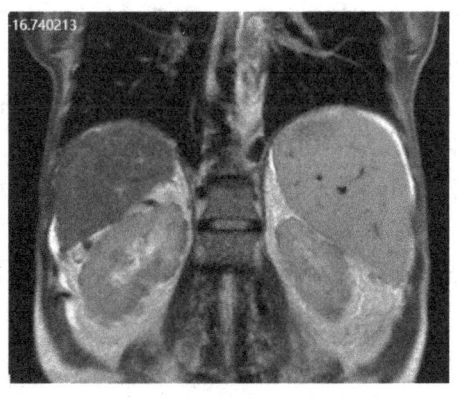

图 2　腹部 CT 表现符合 IgG4 相关性疾病表现（2020 年 7 月）

诊治小结和思考

此患者的首发表现是呼吸道症状，表现为咳嗽、咳痰多年，但是从后续的疾病进展来看，呼吸道症状这一表现可能是个干扰项。患者真正的问题在于球蛋白升高、肝硬化以及多发肿大淋巴结。球蛋白升高最早就诊通常都是血液科，首先想到的诊断可能是多发性骨髓瘤；同时患者有肝硬化的表现，以及全身多发淋巴结肿大，脾脏、胰腺和双肾也是弥漫代谢升高，这种情况一般要鉴别淋巴系统的良性与恶性疾病。辅助检查有一重要发现是IgG4明显升高，故需要非常注意鉴别是否为IgG4相关疾病。

首先是多发性骨髓瘤的鉴别，免疫固定电泳发现单克隆免疫球蛋白IgG-κ合并IgG-λ，但其他相关的检查包括骨髓穿刺、骨髓流式检测、尿本周蛋白等均未提示多发性骨髓瘤。患者全身骨骼也没有破坏表现，故多发性骨髓瘤可以排除。其次是IgG4相关疾病的鉴别，患者一个突出表现是血IgG4升高非常明显，多次影像学报告均符合IgG4相关疾病改变。但是作为临床医生应该严格把握分类标准，因为无论是根据2011年日本标准还是2019年ACR/EULAR标准，诊断依据都不够充分。患者仅有血清IgG4升高这一条，脏器受累方面没有特征性的脏器肿大或肿块，也缺少脏器组织活检。淋巴结活检IgG4免疫组化提示IgG4有个别散在弱阳性，以上不支持IgG4相关疾病；而淋巴结活检病理无论结果如何都不算入诊断标准内。

还有一个鉴别的切入点是多发淋巴结增生。患者影像学发现全身多发淋巴结增生，并且有多处淋巴结活检，这为鉴别诊断提供了很好的依据。淋巴结活检结果：淋巴结结构正常，浸润细胞以浆细胞为主，未见肿瘤性病变，也没有见到新生血管穿透等表现。这提示仅为一般反应性增生。这个结果可排除淋巴瘤等恶性疾病，需要往淋巴系统良性增生性疾病方面考虑。该患者的唇腺活检结果见有明显灶性淋巴细胞浸润，是符合干燥综合征改变的。但患者自身抗体谱均为阴性，口干眼干诉求不明显，缺少客观的干燥证据，辅助检查存在一些不足。综合来看，不支持干燥综合征表现较少，而且干燥综合征也能更好地解释患者肝硬化的表现。最后从治疗反应来看，患者加用中等剂量激素及硫唑嘌呤、羟氯喹等免疫调节治疗后，血清学及影像学均较前明显好转，提示符合良性疾病。

病例 9　相见多时却不识，原来腹痛是狼疮

患者周某，女性，22 岁。广西贺州人，学生。2018 年 7 月 13 日入院。

一、主诉

面部皮疹、脱发 1 年，反复呕吐、腹泻 3 个月。

二、现病史及相关病史

患者 1 年前因脱发、面部皮疹、关节痛在外院诊断"系统性红斑狼疮"，予甲泼尼龙、硫唑嘌呤、羟氯喹治疗后，上述症状缓解。现予甲泼尼龙 6 mg qd、硫唑嘌呤 50 mg bid、羟氯喹 0.2g bid 治疗。3 个月前患者在月经期出现呕吐，持续 4～5 天，为胃内容物，后有黑色呕吐物，伴腹泻，解水样便。2 个月前在外院查胃镜示慢性浅表性胃炎，予对症治疗后症状无明显改善，仍有反复发作。2 天前再次出现呕吐、腹泻，现为进一步治疗收入我科。患者否认近期脱发、皮疹，否认关节痛，否认发热，否认排黏液脓血便。患者近 3 月食欲、睡眠不佳。体重减轻 10 kg。

既往史：否认高血压、糖尿病、冠心病等慢性疾病史，否认肝炎、肺结核等慢性传染性疾病史，否认重大手术外伤史，否认食物药物过敏史，否认输血史，否认按计划免疫接种史。

婚育史：未婚，无子女。

病史采集的重点和临床启示

从症状上看，患者既往系统性红斑狼疮基础病明确，此次主要症状表现在消化系统，出现呕吐、腹泻。鉴别诊断不应再纠结于以往的原发病，而应重点围绕此次入院的主要原因，病史的询问重点要有助于鉴别消化系统疾病与原发基础病相关还是新发疾病。病史询问首先围绕消化系统展开，也应考虑全身性、系统性病因，故也应询问各系统伴随症状以及有鉴别意义的症状等。应注意以下几点：①消化系统症状的进一步询问。呕吐症状起病诱因、症状特点、呕吐物性质、各种临床表现随时间演变的过程、受影响的程度，相应的治疗和

治疗后病情的变化情况等。有无伴随其他症状，如反酸、嗳气、腹痛、黄染等。②询问有无系统性红斑狼疮活动期相关临床表现。了解近期有无光过敏、面部红斑、口腔溃疡、关节痛、口干眼干、指端遇冷变色、脱发等症状，了解有无诱发狼疮活动的生活因素，如日晒、劳累、擅自停药等。③询问有无呼吸道病变的表现，如有无哮喘、咳嗽、咽痛、盗汗、午后潮热等，各临床症状的性质、程度、起病时间、持续时间。④注意询问其他多系统损害表现，如有无心脏疾病、脑血管意外、进行性心力衰竭、近期出现的水肿、进行性肾功能不全、蛋白尿等。⑤询问诊疗经过。用药史，具体剂量调整，是否规律随访、规律复查，各项复查参数的变化等。⑥月经史、既往疾病史、手术史（尤其是腹部手术史）、家族史。

经病史采集和初步分析，患者呕吐、腹泻，考虑为"胃肠道损害"，后续将重点分析具体病因及其与系统性红斑狼疮相关性。

三、体格检查

患者神清，消瘦体型，浅表淋巴结未触及肿大。双肺呼吸音清，未闻及干湿性啰音。心律齐，各瓣膜区未闻及杂音。腹平软，未见肠型及蠕动波，剑突下轻压痛，无反跳痛，肝脾肋下未及，Murphy 征阴性；输尿管点无压痛，麦氏点无压痛，移动性浊音阴性，肠鸣音正常。关节无肿痛。双下肢无水肿。

体格检查的重点和临床启示

体格检查应注意：①生命体征及一般项目。注意体温监测、血压监测、脉搏、神志等。②腹部查体。有无压痛、反跳痛、包块、移动性浊音、肠鸣音，有无肠型及蠕动波。③皮肤黏膜。注意皮疹、口腔溃疡、皮下结节、出血性皮疹（可为瘀点、紫癜或瘀斑）、水肿等。④心肺查体：心率、心律、呼吸频率，有无心脏杂音、肺部啰音等。

四、辅助检查

初步检查结果：

入院查生化全套：血清前白蛋白 182 mg/L，乳酸脱氢酶 251 U/L。大便一般细菌培养：无致病细菌生长。促卵泡生成素 2.39 mIU/mL，泌乳素 1765.8 μIU/mL。幽门螺杆菌抗体（Hp）1.39 μg/L。抗 SSA 弱阳性。RA 四项、ANCA、自身免疫性肝病抗体、EB 病毒、CMV 无异常。腹部彩超：未见明显异常。纤维结肠镜检查电子镜：①结肠镜检查未见异常；②内痔。胸部CT未见明确异常。

进一步检查结果：

现患者需进一步完善头颅MRA、垂体MRI平扫+增强、颈椎MRI平扫+增强、胸椎MRI平扫+增强以进一步排除有无神经系统相关病变。

辅助检查的重点和临床启示

初步检查时应着重注意：①血常规，尿常规，生化全套，ESR、CRP和其他炎症标记物等，以了解患者基本情况。②完善狼疮四项、ENA抗体谱、ANCA、抗磷脂抗体、补体等了解疾病活动度情况。③胃镜、肠镜、腹部CT增强以明确患者是否存在其他基础胃肠道疾病或狼疮性肠炎。

五、诊断

（1）系统性红斑狼疮：狼疮性胃肠道损害。
（2）高泌乳素血症。
（3）幽门螺旋杆菌感染。

六、治疗方案及转归

入院后予补液、加强营养、抗幽门螺杆菌治疗，并予甲强龙40 mg qd、硫唑嘌呤50 mg qd、羟氯喹100 mg bid治疗，患者呕吐及腹泻症状明显好转。出院后门诊规律随访，激素逐渐减量，截至2019年10月，患者病情稳定，未发作呕吐、腹泻。

诊治小结和思考

患者既往系统性红斑狼疮基础病明确，此次主要症状表现在消化系统，出现呕吐、腹泻。鉴别诊断重点是围绕此次入院的主要原因即消化道症状，主要是思考消化系统症状与狼疮相关还是由一般消化系统疾病引起。由于患者年轻，既往除了系统性红斑狼疮无其他基础病，此次消化道症状持续时间较长，上下消化道表现均有，不能用一般胃肠炎解释。消化系统特异性检查如胃镜、结肠镜无特别发现，也可以初步排除原发性肠道炎症如溃疡性结肠炎、克罗恩病等。排除了这些原因后基本上就集中在系统性红斑狼疮相关的胃肠道损害了。

系统性红斑狼疮患者胃肠道症状十分常见,可见于约50%的系统性红斑狼疮患者,可由狼疮活动、潜在感染和药物不良反应所致,且多为非特异性临床症状,如恶心和呕吐、厌食和腹痛等。狼疮性肠炎可表现为狼疮肠系膜血管炎、肠假性梗阻和蛋白丢失性肠病,这些在另外病例中有讨论,在此不重复。该患者没有肠梗阻和低蛋白表现,考虑还是肠系膜血管炎导致的胃肠道缺血,进而引起的一系列症状。虽然因各种原因没有完善全腹部CT增强证实,但患者加强免疫治疗后腹痛、呕吐、腹泻症状很快得到改善,而且后面随访未再复发,治疗反应进一步证实了这一推测。

病例10 步步惊心，谨慎求证——
不明原因发热的长期随诊

患者黄某，男性，66岁，广东东莞人，个体经营者。2018年10月14日首诊于当地医院，2018年10月24日就诊于我院消化内科，2018年11月21日转诊我院风湿免疫科。

一、主诉

反复发热20天。

二、现病史及相关病史

患者20天前无明显诱因出现发热，最高体温为39 ℃，伴轻微四肢酸痛、乏力，休息、多饮水后体温可自行恢复至正常。曾至当地社区医院诊治（具体用药不详），上述症状无明显改善。10天前至当地医院住院，查血常规示：WBC 13.55×10^9/L，CRP 191.53 mg/L。查肿瘤指标、自身抗体、心肌酶未见异常。胸片示：老年性心肺改变。B超示：肝囊肿，前列腺增生症。予头孢唑肟+奥司他韦抗感染，后改用左氧氟沙星，期间患者仍反复出现发热，低热为主，均为下午出现，体温波动在37～39 ℃，无畏寒、寒战，无午后盗汗，无头晕、头痛，无咳嗽、咳痰等，体温可自行恢复正常。复查血常规：WBC 9.97×10^9/L，CRP 164.51 mg/L。肝功：AST 45 U/L，ALT 67.5 U/L。患者为求进一步诊治至我院门诊就诊，门诊拟诊"发热查因"收入我科。患者自起病以来，神清，精神疲倦，无面部皮疹、口腔溃疡，无头晕、头痛，无恶心、呕吐，无咳嗽、咳痰，无胸闷心悸，无关节疼痛，胃纳尚可，睡眠一般，小便如常，大便较干结。

既往史：患者有扁桃体切除手术史。否认高血压病、冠心病、糖尿病、慢性肾炎等疾病史，否认肺结核、伤寒等传染性疾病史，否认外伤史，否认食物药物过敏史，否认输血史，已按计划预防免疫接种。否认毒物放射性物质接触史，否认冶游史，否认吸烟史，否认饮酒史。

婚育情况：已婚，有1子1女，配偶及儿女体健。

病史采集的重点和临床启示

从症状上看，患者主要症状为反复低热，病史的询问重点要有助于鉴别发热原因。发热分为感染性发热和非感染性发热，病史询问首先围绕呼吸、消化系统展开，也应考虑全身性、系统性病因，故也应询问各系统伴随症状以及有鉴别意义的症状等。注意以下几点：①询问发热病程、起病缓急、热型特点及伴随症状。有无咳嗽咳痰、鼻塞咽痛、畏寒寒战、胸闷气促等呼吸道伴随症状，有无腹痛腹泻、恶心呕吐、大便性质改变等胃肠道伴随症状，有无尿频、尿急、尿痛、血尿、泡沫样尿等泌尿道伴随症状。各临床症状的性质、程度、起病时间、持续时间。②询问一般全身症状。有无四肢乏力、心悸、肌肉酸痛、关节疼痛、黏膜出血等。③询问初诊时的血常规、胸片等相关检查结果及后续的诊疗过程，退热药、抗生素、激素等的使用情况。④询问有无到过疫区、传染病接触史、动物昆虫叮咬、养猫狗羊等动物接触史、食物毒物摄入、冶游史。⑤既往疾病史、手术史、药物过敏史、家族肿瘤或自身免疫性疾病史。

经病史采集和初步分析，患者反复低热，炎症指标明显升高，但不伴有明显肺部感染症状，考虑非感染性发热可能性大，后续将重点分析发热可能原因。

三、体格检查

患者 T 36.4 ℃，P 104 次/分，R 19 次/分，BP 116/76 mmHg。意识清楚，对答切题，安静面容。全身浅表淋巴结未扪及。双侧瞳孔等大等圆，直径 3 mm，直接和间接对光反射存在，结膜无苍白、无充血、水肿。心率 104 次/分，心律齐，各瓣膜区未闻及病理性杂音。双肺呼吸运动对称，节律正常，触觉语颤正常，无胸膜摩擦感，双肺叩诊清音，双肺呼吸音清，未闻及干湿性啰音。腹平软，无压痛，无反跳痛，肝脾肋下未及。移动性浊音阴性。双下肢无水肿。

体格检查的重点和临床启示

本例体格检查应重点注意：①生命体征及一般项目。注意体温监测、血压监测、脉搏、神志等。②头颈部查体。颈部淋巴结、肿块、甲状腺检查，有无颈项强直、脑膜刺激征，有无咽充血、扁桃体肿大化脓、腮腺肿大、鼻窦及耳道异常流液等。③心肺腹查体。心率、心律是否规整，有无心脏杂音，有无心包摩擦音等；呼吸频率、节律，肺部叩诊有无异常体征，有无肺部啰音等；腹部有无压痛、反跳痛，有无包块、移动性浊音、肠鸣音，有无肠型及蠕动波，肝脾有无增大等。④皮肤黏膜及浅表淋巴结。注意有无皮疹、皮下结节、出血性皮疹（可为瘀点、紫癜或瘀斑）、水肿、软组织肿胀，有无淋巴结肿大等。

四、辅助检查

初步检查结果：

外院检查血常规：WBC 13.55×10^9/L，CRP 191.53 mg/L。查肿瘤指标、类风湿套餐、系统性红斑狼疮套餐、干燥综合征套餐、胸片均未见明显异常。

入院后查血常规：WBC 10.50×10^9/L，PLT 548×10^9/L，Hb 113 g/L，中性粒细胞百分率 0.77。尿常规无异常。大便肝吸虫计数及阿米巴滋养体：未见。生化全套：白蛋白 31.3 g/L，总胆固醇 5.43 mmol/L，甘油三酯 1.0 mmol/L，低密度脂蛋白胆固醇 4.05 mmol/L。C 反应蛋白 75.7 mg/L，红细胞沉降率 89 mm/h。血清降钙素原 0.053 ng/mL。甲功七项：甲状腺过氧化物酶抗体 95.92 IU/mL，甲状腺球蛋白抗体 7.52 IU/mL。T3、T4、FT3、FT4、TSH 正常。T-SPOT：A 抗原 12 个，B 抗原 1 个。肝炎系列Ⅱ（四项）：甲肝病毒抗体 - IgG 阳性（+）。CMV-DNA、EBV-DNA、真菌 D 葡聚糖、EB 病毒抗体四项检测、登革病毒 RNA 测定、肥达氏反应、外斐氏反应、弓形体抗体（IgG）测定、PPD 试验、流行性出血热抗体、钩端螺旋体凝集试验、呼吸道病原体四项 + 五项、血清免疫固定电泳未见异常。狼疮四项、ENA 谱、抗核抗体十项、抗磷脂抗体综合征三项、抗中性粒细胞浆抗体（ANCA）（四项）、补体、CEA、AFP、CA19-9、CA125、CA15-3 未见异常。

进一步检查结果：

心电图：窦性心律，肢体导联低电压，T 波改变呈低平，心电轴左偏。胸部螺旋 CT 平扫 + 增强扫描：考虑右肺上叶、左肺下叶少量炎症，双肺尖多发肺大疱，甲状腺弥漫性病变。全腹螺旋 CT 平扫 + 增强：肝内多发囊肿；双肾多发小囊肿；前列腺增大。骨髓涂片：考虑反应性浆细胞增多 - BM 象；骨髓及外周血血小板增多。骨髓一般细菌/真菌培养及鉴定：未见生长。骨髓活检：未见确切淋巴瘤或白血病累及骨髓证据。骨髓流式细胞学检查：未检测到明显的免疫表型异常等淋巴细胞。纤维胃十二指肠镜检查：①十二指肠球部溃疡（大弯侧，H2）；②胃角溃疡（S1）；③慢性浅表性糜烂性胃炎。纤维结肠镜检查：①结肠息肉（EMR 术）；②内痔。病理：（胃角黏膜）轻 - 中度黏膜慢性活动性炎；（降结肠息肉）管状腺瘤。

甲状腺及颈部淋巴结彩超：甲状腺增大，甲状腺内多发结节，考虑结节性甲状腺肿可能性大。双侧颈部未见明显异常肿大淋巴结。甲状腺结节液基细胞学（双侧）：良性病变。PET-CT：①全身未见明显高代谢恶性肿瘤征象。②中心骨髓及外周骨髓代谢活跃，脾脏代谢稍增高，考虑反应性改变，必要时骨髓穿刺活检。③甲状腺双叶多发结节，部分代谢活跃，考虑结节性甲状腺肿，建议超声随访；脑萎缩；左侧基底节区缺血梗塞灶。④双肺上叶小结节，代谢未见异常，建议随访；左肺下叶局部支气管扩张并感染；双肺肺大疱；双肺少许炎症，纵隔及双肺门淋巴结代谢活跃，考虑反应性改变。⑤多发肝囊肿；右肾稍缩小；双肾多发囊肿；双侧髂血管旁淋巴结代谢活跃，考虑反应性改变。⑥脊椎退行性变，动脉硬化。核素甲状腺静态显像：甲状腺双侧叶轻-中度增大，整体摄锝功能降低，并多发"凉/冷结节"。心脏彩超：主动脉瓣反流（轻微），三尖瓣反流（轻度）；左室收缩功能正常，左室舒张功能减退。双下肢动脉彩超：双侧下肢动脉硬化性变并多发硬斑、混合斑形成，管腔未见明显狭窄。双下肢静脉彩超：双侧下肢深静脉、大隐静脉近心段血流通畅，未见明显血栓形成。

2018年11月20日复查血常规：白细胞总数12.04×10^9/L，血小板计数372×10^9/L，血红蛋白浓度93 g/L。肝功五项：谷丙转氨酶107 U/L，谷草转氨酶49 U/L，白蛋白31.7 g/L。

2018年11月29日复查血常规：白细胞总数11.74×10^9/L，血小板计数424×10^9/L，血红蛋白浓度103 g/L。肝功五项：谷丙转氨酶68 U/L，谷草转氨酶17 U/L。C反应蛋白8.8 mg/L。红细胞沉降率29 mm/h。血清降钙素原检测0.031 ng/mL。

辅助检查的重点和临床启示

初步检查时应着重注意：①血常规，尿常规，生化全套，ESR、CRP和其他炎症标记物等，以了解患者基本情况。②CMV-DNA、EBV-DNA、真菌D葡聚糖、EB病毒抗体四项检测、登革病毒RNA测定、肥达氏反应、外斐氏反应、PPD试验、流行性出血热抗体、钩端螺旋体凝集试验、呼吸道病原体、胸部CT等明确是否存在病原体感染。③甲状腺功能、皮质醇节律等明确是否存在甲状腺或垂体相关疾病。④狼疮四项、ENA抗体谱、ANCA、抗磷脂抗体、补体等了解是否存在自身免疫性疾病。⑤骨髓穿刺、肿瘤标志物检测、淋巴结彩超以明确是否存在血液系统等恶性肿瘤。

五、诊断

(1) 发热（自身炎症状态）。
(2) 肝囊肿。
(3) 前列腺增生。
(4) 低蛋白血症。
(5) 高脂血症。
(6) 肺部感染。
(7) 肺大疱。
(8) 消化性溃疡。
(9) 慢性胃炎。
(10) 结肠息肉。
(11) 内痔不伴有息肉。
(12) 结节性甲状腺肿。

六、治疗方案及转归

入院后予莫西沙星 0.4 g qd 抗感染，并予输注白蛋白、补液降温等治疗。治疗后仍有发热，后停用莫西沙星。2018 年 11 月 3 日内分泌会诊后考虑桥本甲状腺炎，予甲泼尼龙 8 mg bid 治疗，并护胃、补钙处理，患者体温维持正常 3 天。

11 月 6 日患者再次发热，最高 38.8 ℃，复查血常规：白细胞总数 15.82×10^9/L，血小板计数 477×10^9/L，血红蛋白浓度 118 g/L，中性粒细胞百分率 0.8290。肝功五项：谷丙转氨酶 935 U/L，谷草转氨酶 802 U/L。甲功七项：甲状腺过氧化物酶抗体 87.580 IU/mL，甲状腺球蛋白抗体 7.030 IU/mL。CRP 98.4 mg/L，ESR 91 mm/h，降钙素原 0.115 ng/mL。痰真菌培养：热带念珠菌，菌落计数为（4 +）。痰一般细菌培养及鉴定：未见致病细菌生长。血培养：未见细菌、真菌、厌氧菌生长。

停用甲泼尼龙，加用护肝治疗。患者仍反复发热，予亚胺培南（泰能）1.0 g ivdrip q12h 抗感染、甲强龙 40 mg ivdrip qd 及护肝、护胃治疗，治疗第二天无再发热。11 月 30 日予甲泼尼龙 40 mg po qd 带药出院。出院后门诊规律随诊，3 月后激素逐渐减量至 8 mg qd，继续维持 4 ～ 8 mg qd 1 年后停药，患者未再出现发热。

诊治小结和思考

发热待查一直以来都是内科疑难疾病诊治的难点。发热待查原因极其复杂多变，发热待查根据定义不同，可分为经典型发热待查和特殊人群发热待查，后者包括住院患者发热待查、粒细胞缺乏患者发热待查和HIV感染者发热待查三类，疾病谱有较大差别。内科医师最常遇到的是经典型发热待查，一般指发热持续3周以上，经过1周的门诊及住院全面初步筛查不能明确病因的一组疾病。本病例可谓典型的经典型发热待查病例。

经典型发热待查的病因大体分为感染性疾病、肿瘤性疾病、非感染炎症性疾病以及其他疾病，涵盖数百个病种，不可能——检查到。因此通过详细的病史询问和细致的体格检查，以及进行有针对性的辅助检查，才能有效地查明病因。

该病例的病史询问和体格检查都可谓比较全面且细致，辅助检查也涵盖了绝大部分本院能检查的感染性指标、风湿免疫指标、血液病指标、肿瘤标记物、肿瘤影像学指标包括PET-CT等，虽有很多异常指标，但是并无与发热直接相关的特殊发现，也没有发现除了炎症指标升高以外特征性的线索。侵入性有创的检查有可能给诊断提供直接证据，但是PET-CT未能给有创检查提供有价值的有创检查部位，这给诊断疾病带来极大的困扰。

在病因无法明确的情况下，明确诊断的最后一步即为诊断性治疗。发热待查的诊断性治疗最常用的是抗感染治疗，但是要严格把握用药时机和品种，否则很容易导致抗生素滥用。该患者发热时间不长、一般状态好，即使感染也是毒力不太强的病原体，因此选用的是覆盖面较广，但力度一般的喹诺酮类，且时间很短，数日无效即停用。另一类抗感染治疗，一般首选NSAID，而激素使用应极其慎重，因为激素对感染性发热和非感染性发热均有效，事实上在基层医院普遍存在激素滥用的现象。如确实要使用激素，需要极其严谨的分析才可开始，要非常肯定的排除感染性疾病，而且对于激素使用剂量及何时调整要有严格的把握，使用过程需要严密的随访，随时关注出现的新的线索。

本病例通过充分的排除感染性疾病和肿瘤，考虑非感染性炎症性疾病，决定给予足量激素试验性治疗，患者很快退热，然后调整激素用量，在3个月减到小剂量，维持1年停药。门诊随访再无发热，也没有出现新的其他系统表现，提示诊断准确。因此对于风湿免疫科医师而言，不明原因发热病例，激素试验性治疗并非通常被认为的禁忌方式。但是切记细心随访，随时调整诊疗思路。

病例 11　似是而非谁得知，把握本质求真相——年轻男性，骶髂关节急性炎症

患者李某，男性，19岁，广东茂名人，学生，首诊于当地医院，后为进一步诊治收入我院风湿免疫科。

一、主诉

右臀部疼痛 1 月。

二、现病史及相关病史

患者于 1 月前无明显诱因出现右臀部疼痛，以起床时、行走、久站后疼痛明显，休息可稍缓解，伴有发热，最高体温超过 38.0 ℃，无伴皮疹、脱发，无口干、眼干，无咳嗽、咳痰，无其余关节疼痛，在当地诊所行抗感染（具体不详）治疗 2 天后体温降至正常，但疼痛无明显好转，遂至当地人民医院就诊，查血白细胞 $16.76 \times 10^9/L$，中性粒细胞百分比 77.9%，血尿酸 780 μmol/L，ASO 224.5 IU/mL，CRP 11.26 mg/L，ALT 75.3 U/L，TBIL 40.8 μmol/L、IBIL 32.1 μmol/L，HLA-B27 阴性，骶髂关节 MRI 示双侧骶髂关节炎，诊断为"骶髂关节炎、高尿酸血症"，予抗炎止痛、降尿酸、碱化尿液等治疗，关节疼痛症状好转出院。出院后因关节疼痛再次加重，10 天前再次于当地医院住院，查血白细胞 $7.48 \times 10^9/L$，CRP 34.64 mg/L，ALT 75.4 U/L，TBIL 50.3 μmol/L，IBIL 40.6 μmol/L，ANA、ENA 谱、PCT 未见异常。复查骶髂关节 MRI 示双侧骶髂关节炎，右侧骶髂关节间隙积液较前增多，右侧臀小肌、臀中肌渗出较前增多，考虑"感染性关节炎待排"，予止痛、消炎、护胃等治疗后疼痛无明显改善。现为进一步治疗来我院就诊，门诊拟"关节炎"收入我科。患者起病以来，精神、胃纳、睡眠可，大小便正常，近期体重无明显下降。

既往史：既往发现血尿酸升高 2 年，最高 780 μmol/L，曾有痛风发作。否认高血压、糖尿病、冠心病等慢性疾病史，否认肝炎、肺结核等慢性传染性疾病史，否认重大手术外伤史，否认食物、药物过敏史，否认输血史、按计划

免疫接种史。否认毒物放射性物质接触史。否认冶游史。否认吸烟史，否认饮酒史。

婚育情况：未婚未育。

病史采集的重点和临床启示

从症状上看，患者此次主要症状表现为右臀部疼痛，伴发症状包括低热。鉴别诊断主要为单关节炎。病史询问首先围绕骨关节系统展开，也应考虑感染性关节炎，故也应询问各系统伴随症状以及有鉴别意义的症状等。应注意以下几点：①关节疼痛的进一步询问。关节疼痛部位，单侧或对称，疼痛性质、程度、持续时间，病程中疼痛是否有进展，加重、缓解因素，有无伴乏力、晨僵、活动度受限，有无伴肌肉疼痛，相应的诊疗过程、用药情况，后续是否好转。②发热的起病缓急、热型特点、病程、与关节疼痛的关系及是否存在伴随症状，有无咳嗽、咳痰、鼻塞、咽痛、畏寒、寒战、盗汗、午后潮热等伴随症状。③结缔组织病相关的其他临床表现，如发热、光过敏、口腔溃疡、指端遇冷变色、口干眼干、皮肤或皮下结节等。④一般全身症状，有无腹痛、腹泻、四肢乏力、心悸心慌、肌肉酸痛、黏膜出血、尿频、尿急、尿痛等。⑤询问诊疗经过、用药史、具体剂量调整，是否规律复查、各项复查参数的变化等。⑥询问患者既往病史、手术史、家族史、饮食偏好、职业、居住情况、有无被蚊虫叮咬或动物咬伤等。

三、体格检查

患者 T 36.4 ℃，P 92 次/分，R 16 次/分，BP 138/96 mmHg。神清，对答切题。双肺呼吸音清，未闻及明显干湿性啰音。心律不齐，心率 92 次/分，心脏各瓣膜未闻及杂音。腹软，腹部无压痛。右臀部压痛，右侧"4"字试验阳性。右髋部活动受限，其余各关节无压痛。

体格检查的重点和临床启示

本例体格检查应重点注意：①生命体征及一般项目。注意体温监测、血压监测、脉搏、神志等。②关节查体。注意关节压痛及程度、皮温，有无肿胀、畸形、活动受限，关节受累是否对称；肌肉压痛，四肢肌力、肌力是否对称，肌张力；"4"字试验是否阳性；有无脊柱前屈、后伸、侧弯、转动受限，有无腰椎活动度或胸廓活动度受限等。③皮肤黏膜。注意有无皮疹、皮下结节、出血性皮疹（可为瘀点、紫癜或瘀斑）、水肿等。④心肺腹查体。心率、心

病例 11 似是而非谁得知,把握本质求真相——年轻男性,骶髂关节急性炎症

律、呼吸频率,有无心脏杂音、肺部啰音,有无腹部压痛、反跳痛、腹部包块等。

四、辅助检查

初步检查结果:

血常规:白细胞总数 8.47×10^9/L,血小板计数 322×10^9/L,血红蛋白浓度 144 g/L。生化全套:谷丙转氨酶 68.0 U/L,谷草转氨酶 33.0 U/L,总胆固醇 4.290 mmol/L,甘油三酯 1.950 mmol/L,低密度脂蛋白胆固醇 2.690 mmol/L,总胆红素 29.2 μmol/L,直接胆红素 11.0 μmol/L,尿酸 727 μmol/L。血清降钙素原 0.1 ng/mL。CRP 17.8 mg/L,ESR 28 mm/h。HLA-B27、抗核抗体十项、T-SPOT、血播八项、性激素六项、甲功三项、糖化血红蛋白未见明显异常。

进一步检查结果:

常规心电图:窦性心律不齐。胸部 CT:①右肺下叶外基底段实性结节,考虑炎性结节,建议胸部 CT 随诊复查;②重度弥漫性脂肪肝。心脏彩超:静息状态下,未见明显心脏形态学改变;彩色多普勒血流显像未见明显异常血流;左室收缩功能正常。腹部彩超:脂肪肝声像(重度),肝增大,肝内暂未见明显占位病变;胆囊、肝内外胆管、胰腺、脾脏、双肾、双侧输尿管、膀胱、前列腺、双侧精囊超声检查未见明显异常。骶髂 MRI 平扫+增强:右侧骶髂关节间隙略变窄,双侧髂骨缘稍欠规则,右侧骶髂关节面下见片状异常信号影,T1WI 呈稍低信号,T2 压脂序列呈高信号,增强扫描不均匀强化,右侧臀部皮下脂肪层见条片状稍长 T2 高信号影,增强扫描轻度强化。结论:①双侧骶髂关节炎,右侧明显,需结合临床实验室检查;②右侧臀部少量筋膜水肿(图 1)。

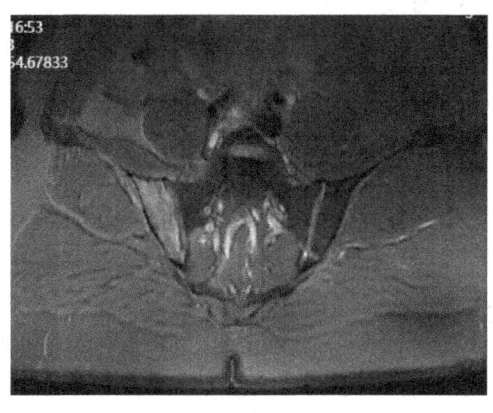

图 1 骶髂关节 MRI

辅助检查的重点和临床启示

初步检查时应着重注意：①血常规、尿常规、大便常规、肝肾功能、生化等，以了解患者脏器基本功能。②ESR、CRP 等炎症标记物，以了解患者全身炎症情况。③EBV、CMV、TB-SPOT、呼吸道病原体等，以了解感染情况。④自身抗体谱筛查，了解有无伴随其他结缔组织病。⑤关节 X 线或 MRI 等影像学检查，有利于评估关节炎症情况。

经查，结合患者症状及影像学表现，可排除感染性关节炎；患者尿酸明显升高，HLA-B27（−）。

五、诊断

（1）痛风性关节炎（骶髂关节炎）。
（2）脂肪肝（重度）。
（3）肺诊断性影像检查的异常所见（肺结节）。

六、治疗方案及转归

入院后给予苯溴马隆 25 mg qd 降尿酸、依托考昔 60 mg qd，以及护胃、护肝治疗。患者右臀部疼痛明显好转，其余关节无诉疼痛。出院后规律门诊随诊，长期予苯溴马隆控制尿酸、依托考昔 60 mg qd（必要时）维持治疗，患者尿酸降至 321 μmol/L（2021 年 5 月），253 μmol/L（2022 年 1 月），偶有右骶部疼痛。

诊治小结和思考

该患者为年轻男性，以臀部疼痛 1 个月为主要就诊原因，从此表现来看，多数医师最先考虑的会是强直性脊柱炎/中轴型脊柱关节炎，但是进一步地去深究该患者的临床表现，我们发现很多地方和强直性脊柱炎是不尽相符的。

首先，从病史上来说，患者虽然有腰骶部痛，但起病比较急，病程比较短，疼痛发展快，疼痛的特点是活动及劳累后加重，休息改善，这一点和强直性脊柱炎/脊柱关节炎的发病及疼痛特点有所不同。

其次，从辅助检查来看，与强直性脊柱炎/中轴型脊柱关节炎明确相关的辅助检查中，HLA-B27 阴性，骶髂关节 MRI 虽然报告是双侧骶髂关节炎，但是具体表现方面，以右侧炎症明显，炎症不仅仅局限在骶髂关节面下，而且扩

病例11 似是而非谁得知，把握本质求真相——年轻男性，骶髂关节急性炎症

散到了臀部肌肉软组织，而强直性脊柱炎/中轴型脊柱关节炎的骶髂关节炎症扩散到肌肉软组织则非常罕见。

因此我们对照一下中轴型脊柱关节炎的分类标准，患者下腰痛不是典型脊柱关节炎相关的炎症性特点，HLA-B27阴性、MRI骶髂关节炎不甚符合脊柱关节炎特点。综上所述，可以基本排除中轴型脊柱关节炎。

此外，还需要排除的是感染性关节炎。MRI报告有所提示，患者的一些表现也符合骶髂关节感染，例如，急性发病、发热、白细胞偏高，MRI提示骶髂关节炎症累及软组织。那么，我们整体回顾一下有无感染的可能。

首先，患者没有感染的高危因素，比如，先天性或获得性免疫抑制状态，关节起病前的全身感染或血液感染的证据，其他部位感染的表现，以及一些特殊的病原体的接触史等。其次，患者没有骨盆及邻近组织局部的创口，也没有经历局部的侵入性操作，局部来源的感染可排除。最后，从辅助检查表现来看，白细胞升高可以是大部分急性感染及非感染炎症的共同表现，没有特异性；MRI上右侧骶髂关节炎症虽然扩散到肌肉软组织，但没有骨破坏表现，这一点和感染性关节炎不符合。

结合患者整体病史和检查结果，我们最终考虑痛风可能性较大。患者虽然才19岁，但已有两年的高尿酸血症病史，且有典型的痛风发作，检查血尿酸非常高，达到700～800 μmol/L；同时体型肥胖，体重约100 kg，合并高脂血症、重度脂肪肝，是多发痛风的高危人群，这种情况下需要考虑到不典型部位痛风的可能性。痛风通常首发于第一跖趾关节、踝关节，这是因为这里处于人体循环末梢，体温相对较低，尿酸在组织液中溶解度较低，容易析出，引发痛风关节炎，而骶髂关节处于人体中心位置，少见文献报道痛风累及此处。但分析该患者临床状况并非不可能出现。首先，患者血尿酸非常高，达到700～800 μmol/L，这个浓度的血尿酸即使在人体中心环境下依然是过饱和状态；患者还合并肥胖、高脂血症，这些也是尿酸盐易析出的因素。其次，从关节炎发病特点来看，患者关节炎为急性发作，炎症反应明显伴有发热、白细胞升高的全身表现，这些与痛风发作非常类似。最后，从治疗反应来看，患者在急性关节炎控制后，通过生活方式改变、降尿酸药物治疗及必要时给予的NSAID对症治疗，尿酸控制在理想范围，体重及血脂情况得到改善，此后，并不需要频繁使用NSAID，臀部疼痛很少再发，病情转归与一般中轴脊柱关节炎不同，而更接近痛风的转归。

该病例的诊疗过程也有一些不足，就是缺少了双能CT的前后对比。由于患者住院时，我院双能CT检查还未开展，缺少最直观的观察骶髂关节尿酸盐沉积的检查。

病例12　金风玉露一相逢——皮疹与腰背痛的结合

患者王某，女性，21岁，广东惠州市人，首诊于当地医院，后就诊于我院风湿免疫科。

一、主诉

反复全身散在皮疹6个月，腰背痛2个月余。

二、现病史及相关病史

患者6个月前无明显诱因出现双手及前臂散在皮疹，起初为疱疹，后逐渐演变成脓疱性皮疹，伴疼痛，无明显瘙痒、脱屑，无发热，无咳嗽、咳痰，无腹痛、腹泻等不适，至当地医院就诊，诊断"怀疑湿疹、手足口病"，予药物治疗后皮疹稍好转（具体诊疗过程不详）。但患者皮疹反复，部位及性质大致同前。3个月前患者出现发热，最高体温39℃，无畏寒、寒战、无流涕、咽痛，无咳嗽、咳痰，无腹痛、腹泻，无尿频、尿痛，无肌肉乏力、关节疼痛，至当地医院就诊，诊断"急性上呼吸道感染"，予左氧氟沙星抗感染及抗病毒、退热等治疗，5天后热退，未再发热。2个月余前（9月中旬）患者出现全身脓疱性皮疹增多，累及躯干、面部皮肤，以双侧腋中线处皮肤尤甚，皮疹可自行消退，但反复发作；并出现下腰背部疼痛，与昼夜变化无关，无晨僵，平卧休息后无明显缓解，活动后疼痛加重，伴弯腰、伸展等功能轻度受限，伴口干，至当地医院就诊，予西乐葆、加巴喷丁等药物治疗约1周后无明显缓解。遂就诊当地卫生所，予中药治疗约1个月后，腰背痛缓解，但逐渐出现左侧部分肋骨处阵发性疼痛，再次于当地医院就诊，查抗SSA弱阳性，抗Sm抗体等抗体未见异常，予抗过敏等治疗，全身散在脓疱性皮疹大致同前。现患者为求进一步诊治至我院就诊，门诊拟"脓疱性皮疹"收入我科。患者起病以来，精神、食欲一般。平素规律服用酒石酸唑吡坦片1片qn助眠后睡眠尚可。大小便正常，体重下降约5 kg。

既往史：幼时因可疑高热或药物引起听力障碍，进而导致讲话口齿不清。1年余前确诊"抑郁状态"，平素规律复诊，2月前予酒石酸唑吡坦片助眠治

病例12 金风玉露一相逢——皮疹与腰背痛的结合

疗，停用百忧解、瑞美隆等药物，目前仍偶有情绪低落等。既往有甲状腺肿大、甲状腺结节、乳腺结节等病史，定期复查。有乙型肝炎病毒携带者病史；否认高血压、糖尿病、冠心病等慢性疾病史，否认肺结核等其他慢性传染性疾病史，否认重大手术史、外伤史，否认食物、药物过敏史，否认输血史，否认按计划免疫接种史。否认毒物放射性物质接触史。否认冶游史。否认吸烟史，否认饮酒史。

婚育情况：未婚未育。平素月经规律，否认痛经。

病史采集的重点和临床启示

从症状上看，患者突出表现为全身多发皮疹、腰背部及肋骨疼痛，病史的询问应围绕关节痛、皮疹情况展开。因患者同时伴有发热，需考虑全身系统性疾病导致多系统受累，故也应询问各系统伴随症状以及有鉴别意义的症状等。询问时应注意以下几点：①皮疹情况的进一步询问。皮疹起病时间，累及部位，是否伴脱屑、潮红、瘙痒，皮疹与关节痛起病时间的关系，用药情况及转归。②腰背部及肋骨疼痛的进一步询问。疼痛部位，单侧或对称，疼痛性质、程度、持续时间，病程中疼痛是否有进展，加重、缓解因素，与呼吸有无关系，有无伴乏力、晨僵、活动度受限，有无伴肌肉疼痛，相应的诊疗过程、用药情况、后续是否好转。③发热的起病缓急、热型特点、病程、与关节疼痛及皮疹的关系，以及是否存在伴随症状，用药情况及症状缓解情况。④结缔组织病相关临床表现。有无光过敏、口腔溃疡、指端遇冷变色、口干、眼干、皮肤或皮下结节等。⑤注意询问有无其他多系统相关表现，如心悸、端坐呼吸、水肿、咳嗽、咳痰、咯血；寒战、畏寒、盗汗；有无胸痛、胸闷，有无气促等。⑥询问全身一般情况及非特异症状，如乏力、食欲减低、体重下降等表现。⑦询问诊疗过程，用药史。具体剂量调整，相关症状进展情况。⑧既往疾病史、用药史、家族史。

经病史采集和初步分析，患者全身多发脓疱型皮疹，伴腰背部及胸壁疼痛，而无脱屑，各症状皆在病程中进展，结合外院自身抗体检查结果，患者可排除银屑病性关节炎，后续将继续完善相关检查以明确诊断。

三、体格检查

患者T 36.5 ℃，P 100次/分，R 14次/分，BP 121/93 mmHg。神清，全身散在脓疱性皮疹。心率齐，各瓣膜听诊区未闻及病理性杂音。双肺呼吸音清，未闻及明显干湿性啰音。腹平软，无压痛、反跳痛，肝、脾未及，移动性浊音阴性。右侧锁骨及肋骨轻度压痛，余关节无明显压痛、活动障碍。双下肢无水肿。

体格检查的重点和临床启示

本例体格检查应重点注意：①生命体征及一般项目。注意体温情况，步态、体位、活动是否受限等。②皮肤黏膜。皮疹分布部位、颜色、大小、融合情况，有无脱屑、流液、水疱，除皮疹外，有无溃烂、黄染、皮下结节、出血点等。③关节肌肉查体：关节压痛及程度、肿胀、畸形、活动受限，关节受累是否对称；肌肉压痛，四肢肌力、肌力是否对称，肌张力是否正常。④心肺查体。呼吸频率、节律，肺部呼吸音强弱，有无干湿啰音、胸腔积液体征；心率、心律，有无心力衰竭相应体征、心包积液体征。

四、辅助检查

初步检查结果：

2020 年 3 月当地医院：AST 76 U/L，LDH 294 U/L。甲状腺彩超：甲状腺左侧叶内囊实性结节，考虑结节性甲状腺肿，符合甲状腺 ACR TI – RADS 2 类；甲状腺右侧叶内未见明显异常声像。乳腺彩超：双乳囊性结构，BI – RADS 3 类。

2020 年 10 月当地医院：红细胞沉降率 65 mm/h。抗 SSA 弱阳性，抗 Sm 抗体、抗 Ro52 抗体、抗 SSB 抗体、抗 ScL-70 抗体、抗 JO-1 抗体、抗 CENP-B 蛋白抗体、抗核小体抗体、抗组蛋白抗体、抗 dsDNA 抗体、抗核糖体 P 蛋白抗体、nRNP/Sm、类风湿因子、ASO 滴度未见异常。AST、LDH 无异常。

进一步检查结果：

血常规：白细胞总数 4.05×10^9/L，中性粒细胞绝对值 2.39×10^9/L，红细胞总数 5.32×10^{12}/L，血小板计数 395×10^9/L，血红蛋白浓度 125 g/L。生化全套：谷氨酰转肽酶 78 U/L，球蛋白 37.1 g/L。凝血四项：纤维蛋白原浓度 6.6 g/L，活化部分凝血活酶时间 43.7 s。体液免疫：免疫球蛋白 A 3.53 g/L，补体 C3 1.76 g/L，C 反应蛋白 30.2 mg/L，血清总补体 67 U/mL。红细胞沉降率 70 mm/h。血播八项、乙型肝炎 DNA 测定、甲功三项、肿瘤三项（CEA、AFP、Fer）、肿瘤筛查组合 1（CA15-3、CA125、CA19-9）、T-SPOT 未见异常。狼疮四项、ENA 谱 14 项、HLA-B27、ANCA 四项、风湿二项、类风湿三项均阴性。

常规心电图：窦性心动过速（102 次/分），左心室高电压。胸部螺旋 CT

平扫：右肺上叶尖段钙化灶。彩超心脏：EF 61%；静息状态下，未见明显心脏形态学改变；彩色多普勒血流显像未见明显异常血流；左室收缩功能正常。肝胆脾胰+双肾输尿管膀胱+子宫附件彩超：未见明显异常。

核素全身骨显像+局部断层+X线CT定位（图1）：①右侧第1前肋、双侧锁骨胸骨端、骶1椎体、双侧骶髂关节、左侧第3前肋、右侧第10～11肋椎关节、左侧第9肋椎关节多处骨代谢活跃，大部分伴溶骨性骨质破坏，未见明显骨质膨胀硬化；双侧骶髂关节间隙变窄，骨质毛糙。以上考虑良性病变，需结合临床排查SAPHO综合征。②甲状腺左侧叶可疑结节影，建议彩超检查。

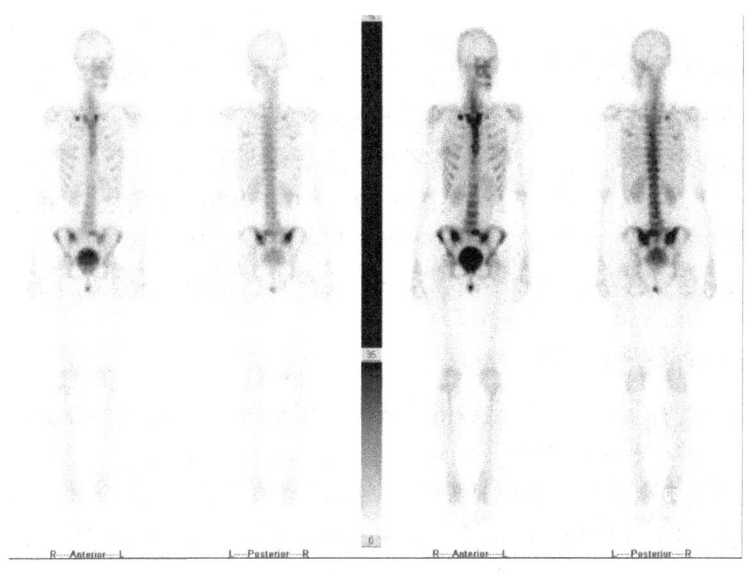

图1 核素全身骨显像可见多处骨代谢活跃

辅助检查的重点和临床启示

初步检查时应着重注意：①血常规、尿常规、大便常规、肝肾功能、生化等，以了解患者脏器基本功能。②ESR、CRP等炎症标记物，以了解患者全身炎症情况。③EBV、CMV、TB-SPOT、呼吸道病原体等，以了解感染情况。④自身抗体谱筛查有无伴随其余结缔组织病。⑤脓疱细菌学培养、骨关节影像学检查，有利于评估全身骨关节情况。

经查，患者多项抗体检查均为阴性，炎症指标升高，PET-CT提示多处骨代谢活跃、考虑SAPHO综合征，原发病考虑符合SAPHO综合征。

目前重点是准确评估患者整体病情，制订原发病的后续治疗方案。

五、诊断

（1）SAPHO 综合征（滑膜炎、痤疮、脓疱病、骨肥厚、骨炎）。
（2）抑郁状态。
（3）甲状腺结节。

六、治疗方案及转归

入院后予抗炎镇痛、皮肤护理、助眠等治疗，并予甲氨蝶呤 10 mg qw、叶酸、重组人Ⅱ型肿瘤坏死因子受体 - 抗体融合蛋白（TNF 抑制剂）50 mg qw 皮下注射治疗。患者全身散在皮疹、锁骨及肋骨有轻度压痛较前好转。出院后规律门诊随诊，皮疹及关节痛缓解后逐渐减少药物。其后，予重组人Ⅱ型肿瘤坏死因子受体 - 抗体融合蛋白 50 mg 每 10 天注射 1 次治疗，并逐步减少。随访期间出现疼痛有所反跳，检查炎症指标有升高，遂调整 TNF 抑制剂用量，此后定期随诊，根据症状调整药物用量，病情平稳，未出现药物不良反应。

诊治小结和思考

该病例为青年女性，以全身散在脓疱样皮疹为主要表现，当地医院以一般皮疹接诊，并行相关的检查，但未得到正确的诊断，误诊为"湿疹、手足口病"。入院前 2 个多月，患者皮疹显著增多，并且以脓疱样为主，累及面部、躯干，说明患者的病情逐渐加重。以脓疱样皮疹起病的疾病尚在少数，可以此作为鉴别诊断的切入点。风湿免疫病常见皮肤改变的疾病如银屑病关节炎、系统性红斑狼疮、皮肌炎、干燥综合征、过敏性紫癜、系统性硬化症等，这些疾病出现的皮肤受累，其表现形式与脓疱具有显著区别。且患者在此阶段开始出现腰痛，伴肋骨疼痛，此时需要进一步鉴别该疼痛发作是一种主观感觉性的疼痛，还是存在肌肉骨骼的受累。为明确疼痛的性质，可通过体格检查，包括视诊、触诊，以及评估关节活动度，并结合进一步的影像学检查，以确定患者的关节受累性质。核素全身骨显像提供了明显的提示，躯干多发骨代谢活跃，伴溶骨性骨质破坏，并骶髂关节受累。关于骶髂关节受累，首先，要排除强直性脊柱炎，追踪 HLA-B27 结果回报阴性；其次，强直性脊柱炎以肌腱端炎症为主，而该患者多发骨代谢活跃，并溶骨性改变，这些特诊与强直性脊柱炎不符，故可以排除。实验室检查发现除外炎症指标升高包括 CRP、ESR，其他自身抗体等均无阳性发现，暂不考虑系统性结缔组织病。最终结合患者皮肤、关节表现,以及核素全身骨显像结果可确诊 SAPHO 综合征。

　　对于有经验的风湿免疫科医生诊断该病并不困难,关键在于排除其他疾病。治疗上,予常规消炎止痛治疗,并且加用了甲氨蝶呤、TNF 抑制剂。经治疗,患者皮疹、骨关节的症状均有好转。后续门诊随访期间,其炎症指数及临床表现都得到了较好的改善,后期在 TNF 抑制剂减量之后,患者的关节症状稍有加重,予进一步调整药物,目前病情一直保持稳定,也证进一步证实了其诊断和治疗的正确。

病例 13　细心求证得真知，权衡比对出妙招——肉芽肿性血管炎的生物制剂治疗

患者夏某，女性，57 岁，农民，首诊于当地医院，2022 年 2 月于我院风湿免疫科诊治。

一、主诉

发现肺占位病变 5 月，头痛 1 月。

二、现病史及相关病史

患者 5 月前无明显诱因出现流鼻血，无发热，无咳嗽、咳痰，至当地医院检查，血气分析示：$PaCO_2$ 25.6 mmHg，PaO_2 63.9 mmHg。胸部 CT 示：双肺多发结节；肉芽肿性病变（怀疑真菌、血管炎性）可能，肿瘤待排。予行肺穿刺活检，病理提示：肉芽肿性炎伴灶状坏死，倾向结核；结核 PCR 阴性。现场快速评价示：镜下查见散在大量慢性炎细胞，偶见少许上皮样细胞聚集，结核待排。当地医院考虑为"肺结核"，予诊断性抗结核治疗（异烟肼 0.3 g qd、利福平 0.45 g qd、乙胺丁醇 0.75 g qd、吡嗪酰胺 1 g qd）。患者出院服药 1 周后，出现眼底出血等情况，返院继续治疗。查抗核抗体阴性，ENA 谱示抗 SSA/Ro52kD 抗体阳性；ANCA 示抗 PR3 抗体阳性。住院期间患者出现鼻塞，无流涕。耳鼻喉科检查发现肿物，取鼻腔肿物活检，病理提示：（左侧鼻腔中后段肿物）息肉，间质伴散在淋巴细胞、浆细胞浸润，（左侧鼻中隔-鼻底部肿物）镜下主要为坏死及大量中性粒细胞及淋巴细胞、浆细胞浸润，并见少许肉芽肿形成，散在多核巨细胞反应；还见血管壁纤维素性坏死组织细胞及中性粒细胞浸润，考虑 Wegener 肉芽肿。诊断考虑为"系统性血管炎"，予抗感染、舒张气道、抗炎等对症支持治疗（具体不详），出院时口服甲泼尼龙 36 mg qd 治疗，门诊随诊减量激素。1 个月前患者无明显诱因出现头部疼痛，以鼻左侧及左侧眉弓明显，疼痛剧烈，伴恶心呕吐，再次当地医院住院。住院期间出现视物模糊，予激素加量至 80 mg qd，连用 1 周，并予止痛等对症支持治疗。现患者为进一步治疗入住我院。起病以来，精神、睡眠、胃纳较差，大

病例 13　细心求证得真知，权衡比对出妙招——肉芽肿性血管炎的生物制剂治疗

小便未见明显异常，体重无明显变化。

既往史：发现 2 型糖尿病 5 月，服用格列美脲 1# qd、二甲双胍 0.5 g bid 治疗。近期因吞咽困难进食较少，予停用。自诉血压偶有升高。否认冠心病等慢性疾病史，否认肝炎、肺结核等慢性传染性疾病史，否认重大手术、外伤史，否认食物、药物过敏史，否认输血史。计划免疫接种史不详。否认家族史。

月经婚育情况：已婚已育，子女体健。48 岁停经，绝经后无异常阴道流血、阴道排液等。

病史采集的重点和临床启示

从症状上看，患者症状主要表现在呼吸系统，同时全身症状明显，病史的询问应围绕呼吸系统展开，同时也应询问各系统伴随症状以及有鉴别意义的症状等。应注意以下几点：①发现肺占位情况的进一步询问。发现肺占位的原因、起病时间，有无咳嗽、咳痰、胸闷气促、呼吸困难、胸痛、咯血、体重改变，各临床症状的性质、起病时间、持续时间等，发现肺占位后相应的诊治。②神经系统症状的进一步询问。询问头痛起病时间、性质、程度、持续时间，加重或缓解因素，有无伴随头晕、呕吐、视物模糊、肢体乏力、肢体麻木，各症状特点，以及各种临床表现随时间演变的过程、受影响的程度，相应的治疗和治疗后病情的变化等。询问有无感觉、运动异常，有无颅神经受累表现，或者脑出血、脑梗死早期症状或后遗症表现。③询问有无结缔组织病相关临床表现，如发热、光过敏、皮疹、口腔溃疡、关节痛、指端遇冷变色、口干眼干、皮肤或皮下结节等症状。④五官疾病相关症状的询问，如鼻出血、鼻塞、流涕、视物模糊、眼睛疼痛、干涩、耳鸣、耳朵疼痛、听力下降、咽痛等。⑤注意询问其他多系统损害表现，如有无心脏疾病、脑血管意外、肾功能不全、蛋白尿、关节、肌肉疼痛、不明原因腹痛、腹泻、血便等。⑥询问全身一般情况及非特异症状，如精神状况、纳差、睡眠情况、消瘦、乏力、关节疼痛等全身表现。⑦询问诊疗过程，用药情况，具体剂量调整，相关症状进展情况及有无新发症状。⑧既往疾病史、用药史、家族史。

经病史采集和初步分析，患者肺占位、头痛初步考虑为肉芽肿性多血管炎的表现，病理诊断明确，累及呼吸系统、头颅、五官，同时全身症状明显，如精神差、纳差、睡眠欠佳，以上提示患者疾病特点为多系统性损害。

三、体格检查

患者 T 36.8 ℃，P 113 次/分，R 16 次/分，BP 132/96 mmHg。慢性病容，对答切题，查体欠配合。全身皮肤黏膜颜色正常，无黄染，无脱水、多汗、无瘢痕。全身浅表淋巴结未扪及。心率 113 次/分，心律齐，各瓣膜区未闻及病理性杂音。双肺呼吸运动对称，节律正常，触觉语颤正常，无胸膜摩擦感，双肺叩诊清音，双肺呼吸音清，未闻及干湿性啰音。右眼瞳孔直径 4 mm，对光反射灵敏，左眼无光感，瞳孔直径 5 mm，对光反射消失。左眼球固定，上睑下垂，右眼球活动可，上睑稍下垂。双侧鼻唇沟对称，伸舌居中，双上肢肌力 5 级，双下肢近端肌力 4 级，远端 5-级，病理征阴性。

体格检查的重点和临床启示

本例体格检查应重点注意：①生命体征及一般项目。注意体温、血压监测；神志、精神状况；全身有无水肿。②呼吸系统查体。呼吸频率、节律，呼吸音强弱，肺实变体征，胸腔积液体征等。③神经系统查体。眼球运动、对光反射，有无面瘫，四肢肌力、肌张力是否正常，有无神经反射、病理反射、脑膜刺激征。④五官查体。视力、视野、听力，鼻腔有无充血、分泌物、堵塞，咽部有无充血、分泌物。⑤皮肤黏膜。皮肤黏膜有无溃烂、黄染、皮疹、皮下结节、出血点等。

四、辅助检查

初步检查结果：

当地医院查血气分析：$PaCO_2$ 25.6 mmHg，PaO_2 63.9 mmHg。胸部 CT 示：双肺多发结节；肉芽肿性病变（怀疑真菌、血管炎性可能），肿瘤待排。肺穿刺活检病理：肉芽肿性炎伴灶状坏死，倾向结核；结核 PCR 阴性。现场快速评价示：镜下查见散在大量慢性炎细胞，偶见少许上皮样细胞聚集，结核待排。抗核抗体阴性，ENA 谱示抗 SSA/Ro52kD 抗体阳性；ANCA 示抗 PR3 抗体阳性。鼻腔肿物活检病理：（左侧鼻腔中后段肿物）息肉，间质伴散在淋巴细胞、浆细胞浸润，（左侧鼻中隔-鼻底部肿物）镜下主要为坏死及大量中性粒细胞及淋巴细胞、浆细胞浸润，另见少许肉芽肿形成，散在多核巨细胞反应，并见血管壁纤维素性坏死组织细胞及中性粒细胞浸润，考虑 Wegener 肉芽肿。眼科会诊提示眼底血管病变。

病例13 细心求证得真知，权衡比对出妙招——肉芽肿性血管炎的生物制剂治疗

入院进一步检查。血常规：白细胞总数 8.74×10^9/L，红细胞总数 4.18×10^{12}/L，血小板计数 339.00×10^9/L，血红蛋白浓度 122.000 g/L。尿常规无异常。生化全套：谷丙转氨酶 55 U/L，谷氨酰转肽酶 123 U/L，乳酸脱氢酶 232 U/L，糖 7.37 mmol/L，总胆固醇 6.4 mmol/L，甘油三酯 2.11 mmol/L，低密度脂蛋白胆固醇 4.26 mmol/L，钾 3.12 mmol/L。体液免疫：免疫球蛋白 G7.4 g/L，C 反应蛋白 52.5 mg/L，血清总补体 67 U/mL。红细胞沉降率 59 mm/h。肿瘤三项：铁蛋白 332.41 ng/mL。凝血四项：纤维蛋白原浓度 5.48 g/L。抗核抗体十项：抗核抗体 167 AU/mL。风湿二项：类风湿因子 31.4 IU/mL。抗中性粒细胞胞浆抗体测定：PR3-ANCA74 U/mL。血管炎两项：ANCA-PR3 1433 AU/mL。抗磷脂抗体综合征三项、类风湿四项、狼疮三项、ENA 谱 14 项、T-SPOT 阴性。血播八项、甲功三项、细胞角蛋白 19 片段、NSE、真菌 D-葡聚糖、曲霉菌半乳甘露聚糖未见明显异常。

会诊外院胸部 CT：1 月 21 日胸部 CT 示双肺多发病变，3 月 4 日示原病灶复发及多发新发病灶，考虑免疫性炎症可能性大，需结合临床。会诊外院病理切片：①鼻腔肿物切片1-4病理符合内翻性乳头状瘤；切片5、6可见肉芽肿。②肺组织未见典型肉芽肿。结合鼻和肺的形态改变考虑 Wegener 肉芽肿可能性大（图1）。眼科会诊：巩膜炎，怀疑缺血性视神经病变、血管炎。建议治疗原发病，妥布霉素地塞米松滴眼液及眼膏治疗。

常规心电图：窦性心律，下壁小 q 波，需结合临床。胸部 CT（3 月 18 日）：①双肺多发病变，考虑为炎性病变可能性大，建议治疗后复查。②右肺下叶肺大疱。③肝内多发囊肿可能。头颅 MRA 平扫+增强+脑功能成像：①双侧额顶叶、半卵圆中心、放射冠、侧脑室旁及左侧外囊多发缺血变性灶；老年脑。②头颅 MRA 未见明确异常。③MRV 示左侧横窦、乙状窦纤细。④右侧乳突少许炎症。视神经 MRI：①左侧眼眶炎症，累及左侧海绵窦。②鼻咽部炎症。

胸部 CT 复查（3 月 29 日）：①双肺多发病变，部分病灶较前吸收，部分病灶较前进展，考虑为炎性病变，建议抗感染治疗后复查。②双肺多发小结节，考虑炎性结节可能性大，建议抗感染治疗后复查；右肺下叶肺大疱。③双侧少量胸腔积液。④肝内多发囊肿可能，大致同前，必要时进一步检查。

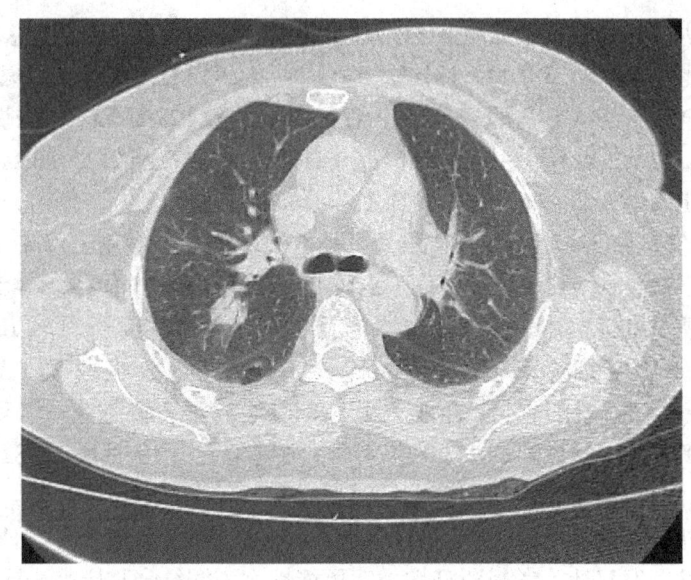

图1 胸部CT可见胸部病变，考虑Wegener肉芽肿

辅助检查的重点和临床启示

初步检查时应着重注意：①血常规、尿常规、大便常规、肝肾功能、生化、凝血等，以了解患者脏器基本功能。②ESR、CRP等炎症标记物，以了解患者全身炎症情况。③真菌D葡聚糖、曲霉菌半乳甘露聚糖等，以了解感染情况。④肿瘤标志物，初步筛查肿瘤可能。⑤自身抗体谱尤其是ANCA等，了解目前免疫状态及协助评估血管炎病情。⑥影像学检查，有利于疾病定性和定位。⑦病理检查，有利于疾病确诊。

经查，患者多项检查有阳性发现。一是原发病方面。会诊外院胸部CT考虑免疫性炎症，会诊外院病理切片考虑Wegener肉芽肿可能性大，眼科会诊提示巩膜炎，考虑血管炎可能。本院查多项自身抗体阳性，ANA、PR3-ANCA。多项检查示系统性血管炎（Wegener肉芽肿）可诊断。二是关于疾病现状以及继发性疾病的。炎症指标如CRP、ESR升高，提示全身炎症反应，病情处于活动期。患者在外院多次治疗转而就诊我院，重要的是准确评估患者目前整体病情，包括原发病治疗是否充分；是否需要调整激素及免疫抑制剂；若病情未缓解，是否需要加用生物制剂；是否合并感染及何种感染；有无合并多种器官损伤，如肾脏等。评估病情及制订后续治疗方案，尽快缓解病情，为本病例的关键。

病例 13 细心求证得真知,权衡比对出妙招——肉芽肿性血管炎的生物制剂治疗

五、诊断

(1) 肉芽肿性多血管炎。
(2) 2 型糖尿病。
(3) 肺部感染。
(4) 眶尖综合征。

六、治疗方案及转归

入院予甲泼尼龙琥珀酸钠 60 mg qd,于 3 月 16 日予英夫利西单抗 200 mg once 治疗,以及丙种球蛋白、普瑞巴林、抗感染、改善循环、营养神经、降脂降糖、祛痰治疗。患者头痛症状较前明显改善,胃纳、精神改善,出院予甲泼尼龙 24 mg qd 治疗。出院后门诊未复查,5 月 4 日返院行环磷酰胺 0.4 g ivdrip、英夫利西单抗治疗,甲泼尼龙 16 mg qd;6 月 19 日返院行环磷酰胺 50 mg qod、英夫利西单抗治疗,甲泼尼龙减至 12 mg qd;9 月 20 日返院行英夫利西单抗治疗,甲泼尼龙减至 8 mg qd;11 月 25 日返院行英夫利西单抗治疗,加用吗替麦考酚酯 0.5 g bid。英夫利西单抗共用 5 次。出院后规律随诊,规律用英夫利西单抗及免疫抑制剂治疗,病情稳定,视力部分恢复。

诊治小结和思考

该病例为老年女性,因全身多部位多器官出现肉芽肿样病变就诊,该患者先后出现肉芽肿的部位包括肺部、鼻部、颅内,进一步明确肉芽肿病变的性质、病因至关重要,同时也应关注肉芽肿病变出现的先后顺序。多部位的肉芽肿病变是否属于同一种病变,是源于原发病,抑或是后续治疗所引起的其他相关并发症。

对于肉芽肿病变相关病因,主要有三个可能性,分别是肿瘤、感染尤其是真菌或结核的感染,以及肉芽肿性血管炎。首先,肿瘤方面,该患者多次病理检查未见明确肿瘤病灶,基本可排除。其次,我们应注意是否为感染,包括真菌和结核,尤其是肺部的病变应仔细鉴别结核的可能性。然而该患者多次筛查结核均无支持证据,结合患者全身表现,该患者无潮热、盗汗、消耗性疾病的表现,影像学上未见明确结核浸润,必要时可行病理组织抗酸染色。此外,应排除真菌感染,其可存在多部位肉芽肿病变,仔细询问患者有无相关的环境接触史,自身抵抗力是否下降,还可通过病理组织行真菌方面的进一步检查。

风湿免疫科尤其应注意鉴别是否为肉芽肿性多血管炎。该患者外院行 ANCA 两项检查示 PR3-ANCA 阳性,进一步提示肉芽肿性多血管炎。可从肉芽肿性多血管炎的病理特点,寻找患者其他组织器官(如呼吸道、血管等)受累的支持证据。

病理方面,该患者病理组织提示坏死性肉芽肿、非结核肉芽肿形成,伴有血管壁的纤维素样坏死和中性粒细胞浸润,从病理上其符合肉芽肿性血管炎。此外,患者此次就诊时发生中枢神经系统的受累,对于新发的病灶,应注意鉴别其为原发病相关抑或是继发性的病变,如使用激素和免疫抑制剂后出现颅内感染。此时,可进一步通过影像学检查,必要时完善腰穿以鉴别诊断。因此通过排除感染及肿瘤病因,结合患者临床表现,我院的 ANCA 两项检查,病理结果提示肉芽肿样改变并血管的纤维素样坏死和肉芽肿性血管炎症,可确诊为肉芽肿性多血管炎。

治疗方面,除了传统的激素、免疫制剂之外,也可考虑其他用药,如生物制剂。在生物制剂的使用方面,结合现有的文献报道及个人经验,选择加用英夫利西单抗治疗。虽然利妥昔单抗是 ANCA 相关性血管炎首选的治疗方案,但因其免疫抑制的作用较强,尤其对于高龄患者,其导致的免疫抑制后果可能更为显著。现有文献资料表明,TNF 抑制剂如英夫利西单抗,其对肉芽肿性多血管炎具备疗效。且其临床应用经验更为充足,风湿免疫科医生对其疗效、安全性深刻掌握,故对该患者选择英夫利西单抗进行治疗。后续该患者对其反应可,其头痛症状显著改善,在后续的用药过程中也显示了良好的疗效及安全性。

病例 14 杀伐果断除病魔——成人 Still 病合并巨噬细胞活化综合征的及时识别及治疗

患者蔡某，女性，43 岁，工人。首诊于当地医院，后转入我院感染科，又转至风湿免疫科诊治。

一、主诉

发热伴全身多发皮疹 1 个月余。

二、现病史及相关病史

患者 1 个月余前无明显诱因出现全身皮疹，呈红色斑疹，初累及双上肢，后逐渐蔓延至双下肢、躯干，伴瘙痒，当地诊所予口服及肌注药物抗过敏治疗（具体不详），症状无明显好转。间隔 1 周后患者出现发热，伴咽喉疼痛，体温最高达 39.7 ℃，无畏寒、寒战，遂至当地医院就诊，拟诊"荨麻疹样血管炎"，予口服氯雷他定、洛索芬钠治疗 1 周，患者症状无改善。遂转至当地人民医院诊治，查血常规：WBC 26.4×10^9/L，NEUT 93.3%，Hb 95 g/L，ESR 93 mm/h，PCT 不高，抗核抗体谱、ANCA 四项未见异常，细菌、真菌、病毒、结核等感染指标未见明显异常。考虑"感染性发热、免疫性疾病"，予抗感染、激素等治疗后皮疹消退，但仍反复发热。患者及家属办理自动出院，出院后继续服用强的松 40 mg qd。出院 1 周后至广州某医院门诊就诊，考虑"成人 Still 病（AOSD）可能"，强的松逐渐减量至 25 mg qd，期间监测体温峰值波动于 37.8～38.5 ℃，服用退热药体温可降至正常。10 余天前患者再次出现全身多发红色斑疹，由面部逐渐蔓延至躯干、双上肢、双侧大腿，体温峰值再次升高，最高达 39.8 ℃，伴身目黄染、尿黄，至当地医院就诊，查血常规：WBC 12×10^9/L，NEUT% 66.5%，Hb 96 g/L。肝功能：ALT 785 U/L，AST 629 U/L，TBIL 128.2 μmol/L，DBIL 108.2 μmol/L。骨髓象：骨髓增生明显活跃，粒系、红系增生为主，可见粒细胞呈核左移，建议结合临床及其相关检查。住院期间予激素、护肝、退黄、抗感染等治疗，皮疹较前消退，但仍有反复发热，身目黄染较前加重。现为求进一步诊治来我院，门诊拟诊"发热查因"收入我科。患者自发病以来,无关节肿痛,无口干、眼干,精神、胃纳、睡眠尚可,大小便如常,体重无明显变化。

既往史:患者否认高血压、糖尿病、冠心病等慢性疾病史,否认肺结核等慢性传染性疾病史,否认重大手术外伤史,否认药物、食物过敏史,否认输血史,否认按计划免疫接种史。偶有饮酒,平均3～4个月/次,每次100～200 mL白酒。自诉母亲患"关节炎"(具体不详)。

月经婚育史:患者已婚,育有1子。初潮16岁,周期30～35天,经期4～5天。

病史采集的重点和临床启示

该患者是一个多次就诊病例,1月前发病就已在多家医院治疗4次,但症状仍反复,有比较完善的外院血液学、生化、免疫学结果,但原发病诊断未明。此次来我院就诊的主要原因在于多次外院治疗后症状仍反复发作,考虑可能为诊断错误,或是治疗不充分,因此本病例的病史采集重点应围绕各种临床表现出现的时间节点与诊疗经过的关系来展开。

从症状上看,患者突出表现为发热、皮疹,病史的询问应围绕上述两项相关临床症状的起病时间、诊治过程展开:①发热的进一步询问。发热诱因,起病时间(午后?不规律?),体温波动情况,最高体温,是否可自行退热,有无伴畏寒、寒战、头痛、头晕,有无咳嗽、咳痰、乏力等症状,相应的诊疗情况及症状演变情况。②皮疹的进一步询问。皮疹诱因(饮食?药物?),有无过敏史,皮疹部位、性质,有无疼痛、瘙痒,皮疹与发热的关系,是否可自行消退,加重或缓解因素,范围有无进一步扩大,相应治疗及皮疹好转情况。③询问有无结缔组织病相关临床表现。除发热、皮疹外,有无关节痛、光过敏、口腔溃疡、指端遇冷变色、口干眼干、皮肤或皮下结节等症状。④询问有无呼吸系统相关表现,如咳嗽、咳痰、咯血、气促、呼吸困难,各临床症状的性质、程度,起病时间、持续时间。⑤注意询问有无骨骼肌肉相关表现,如关节痛、肌肉疼痛、乏力,各临床表现具体特点。⑥询问心血管系统相关表现,如胸痛、心悸、端坐呼吸、水肿等。⑦注意询问其他多系统损害表现,如有无脑血管意外、进行性心力衰竭、肾功能损害,有无蛋白尿、腹痛、腹泻等。⑧询问全身一般情况及非特异症状,如有无消瘦、乏力、纳差等全身表现。⑨询问诊疗过程、用药情况、具体剂量调整,相关症状进展情况。⑩既往疾病史、过敏史、用药史、家族史。

经病史采集和初步分析,患者表现为发热及全身皮疹,发热原因主要有以下:①感染性发热。感染性疾病亦可出现皮疹,注意进一步检查感染指标、血

病例 14　杀伐果断除病魔——成人 Still 病合并巨噬细胞活化综合征的及时识别及治疗

培养、影像学等明确有无感染。②肿瘤性发热。检查肿瘤指标、影像学初步筛查有无肿瘤。③风湿性疾病（如系统性红斑狼疮、血管炎、AOSD 等）皆可出现发热、皮疹。结合外院检查，AOSD 可能性大，予激素、抗感染治疗后症状缓解但反复发作，疾病特点呈缓解、加重交替发展，注意复查自身抗体以筛查系统性红斑狼疮、血管炎。

三、体格检查

患者 T 38 ℃，P 89 次/分，R 20 次/分，BP 122/82 mmHg。神清，对答切题。全身皮肤黏膜黄染，无脱水、多汗，无瘢痕；双手掌见红色斑疹；未扪及皮下结节、全身浅表淋巴结。双肺呼吸运动对称，节律正常，触觉语颤正常，无胸膜摩擦感，双肺叩诊清音，双肺呼吸音清，未闻及干湿性啰音。心前区无异常搏动、隆起及凹陷。心尖搏动位于胸骨左缘第 5 肋间锁骨中线内 0.5 cm 处，范围及强度正常。无震颤，无心包摩擦感，心界无扩大。心律齐，各瓣膜区未闻及病理性杂音。腹软，无压痛、反跳痛。移动性浊音阴性，肠鸣音正常。四肢、关节未见异常，活动无受限。双下肢轻度浮肿。病理反射未引出。

体格检查的重点和临床启示

本例体格检查应重点注意：①生命体征及一般项目。注意体温、血压监测，水肿情况。②皮肤黏膜。皮肤黏膜皮疹分布部位，是否对称，有无脱屑、潮红，是否突起，有无压痛；除皮疹外，皮肤黏膜有无溃烂、黄染、皮疹、皮下结节、出血点等。③全身淋巴结查体。有无浅表淋巴结肿大。④肺部查体。呼吸频率、节律，呼吸音强弱，肺实变体征、胸腔积液体征等。⑤心脏体检。心率、心律，有无心力衰竭相应体征、心包积液体征。⑥腹部查体。腹部有无膨隆，有无压痛、反跳痛、肌紧张，有无肝脾肿大。⑦关节、肌肉查体。有无关节压痛、肌肉压痛，肌力、肌张力是否正常。

四、辅助检查

当地医院检查：血常规：WBC 12×10^9/L，NEUT 66.5%，Hb 96 g/L。肝功能：ALT 785 U/L，AST 629 U/L，TBIL 128.2 μmol/L，DBIL 108.2 μmol/L。ESR 93 mm/h，PCT 不高。抗核抗体谱、ANCA 四项未见异常，细菌、真菌、病毒、结核等感染指标未见明显异常。骨髓象：骨髓增生明显活跃，粒系、红系增生为主，可见粒细胞呈核左移，需结合临床及其相关检查。PET-CT：

①全身多发淋巴结肿大，代谢活跃，肝脏、脾脏体积增大，代谢活跃，躯干及四肢近端骨髓代谢活跃，结合临床符合成人Still病表现，淋巴瘤不除外。②双肺少量纤维灶，心包积液，大动脉硬化。③胆汁淤积，胆囊结石并胆囊炎，盆腔积液，钙化灶。④颈椎曲度异常，胸腹部皮下水肿。

入院后进一步检查的主要阳性发现：

4月10日血常规：白细胞总数$11.38×10^9$/L，中性粒细胞绝对值$8.790×10^9$/L，血小板计数$47×10^9$/L，血红蛋白浓度84 g/L，淋巴细胞绝对值$1.79×10^9$/L，网织红细胞计数$39.4×10^9$/L。尿常规：潜血（3+），蛋白质（+），胆红素（2+）。4月18日复查尿常规：潜血（-），蛋白质（-），胆红素（3+）。生化全套：谷丙转氨酶700 U/L，谷草转氨酶384 U/L，总胆固醇2.72 mmol/L，甘油三酯3.26 mmol/L，钾2.89 mmol/L，总胆红素249.2 μmol/L，直接胆红素183.4 μmol/L，总蛋白50.1 g/L，白蛋白22.8 g/L，肌酐（酶法）57 μmol/L。凝血四项：凝血酶原活动度55%，凝血酶原时间18 s。心肌酶谱：乳酸脱氢酶1082 U/L。体液免疫：免疫球蛋白G17 g/L，免疫球蛋白M2.26 g/L，免疫球蛋白A3.85 g/L，补体C3 0.45 g/L，C反应蛋白14.1 mg/L，血清总补体8 U/mL。术前筛查八项：乙肝表面抗体、乙肝核心抗体阳性。甲功七项：甲状腺过氧化物酶抗体308.38 U/mL↑，三碘甲状腺原氨酸0.69 nmol/L↓，游离三碘甲腺原氨酸<1.54 pmol/L↓，促甲状腺素0.27 μIU/mL↓。肿瘤筛查组合1（三项）：糖类抗原测定CA15-3 37.3 U/mL，糖类抗原测定CA125 66.7 U/mL。肿瘤三项：甲胎蛋白43.743 ng/mL，铁蛋白4603.488 ng/mL。血氨、大便肝吸虫计数、EBV-DNA、肝炎系列2、血清蛋白电泳、IgG4、红细胞沉降率未见明显异常。风湿二项、自身免疫性肝病抗体、抗核抗体检测、ANCA四项、ENA谱14项阴性。

心电图正常。4月12日胸部CT：①双肺炎症，建议治疗后复查；②双侧背侧胸膜增厚；③心包少量积液；④主动脉硬化。4月18日复查胸部CT，胸部螺旋CT平扫：①双肺炎症并双侧少量胸腔积液，较前进展，建议治疗后复查；②心包少量积液，较前稍增多；③主动脉硬化。

4月13日血常规：白细胞总数$5.74×10^9$/L，淋巴细胞绝对值$0.930×10^9$/L，血小板计数$40×10^9$/L，血红蛋白浓度64 g/L，网织红细胞计数$4.6×10^9$/L。生化全套：谷丙转氨酶564 U/L，谷草转氨酶334 U/L，总胆红素238.6 μmol/L，直接胆红素181.5 μmol/L，白蛋白25.9 g/L。凝血四项：凝血酶原活动度48.000%，凝血酶原时间19.600 s。流感A+B抗原检测：乙型流感抗原阳性。巨细胞病毒（CMV）-DNA测定（定量）：9.22e2copies/mL。骨髓涂片未见噬血细胞及肿瘤细胞。活检：（骨髓）送检少许骨髓活检组织，

病例14 杀伐果断除病魔——成人Still病合并巨噬细胞活化综合征的及时识别及治疗

骨小梁间造血细胞分布不均，部分区域造血细胞与脂肪组织比约为6∶4，部分区域为5∶5，造血细胞内粒系、红系及巨核系均可见，粒系可见各阶段细胞，以晚幼粒细胞增生为主，红系数量相对减少，巨核细胞数量增多，以分叶核细胞为主，可见小巨核细胞。结合免疫组化、特殊染色结果，符合增生稍活跃骨髓象，未见确切淋巴瘤及白血病累及骨髓证据。免疫组化结果：CD3（散在+），CD45Ro（散在+），CD79α（少量散在+），CD61（巨核细胞+），CD117（散在少量+），CD34（−），CD15（部分+），MPO（部分+），CD235a（少量+），Ki-67（20%+）。特殊染色结果：网状纤维染色（1+），PAS（+），铁染色（细胞外+）。骨髓流式：未检测到明显的免疫表型异常的淋巴细胞。外周血NK细胞活性：2.52%（减低）。外周血sIL−2R/sCD25 >7500 U/mL。

4月18日血常规：白细胞总数 $5.35 \times 10^9/L$，血小板计数 $123 \times 10^9/L$，血红蛋白浓度72 g/L。生化全套：AST 173 U/L，ALT 369 U/L，白蛋白30.2 g/L，总胆红素230.23 μmol/L，直接胆红素169.72 μmol/L，间接胆红素60.5 μmol/L。血清降钙素原检测0.558 ng/mL。凝血四项：纤维蛋白原浓度1.550 g/L。血清铁蛋白2483.507 ng/mL。G、GM试验阴性。

4月22日血常规：白细胞总数 $3.17 \times 10^9/L$，血小板计数 $60 \times 10^9/L$，血红蛋白浓度67 g/L。生化全套：白蛋白35.6 g/L，谷丙转氨酶255 U/L，谷草转氨酶117 U/L。总胆红素170.5 μmol/L，直接胆红素129.62 μmol/L，间接胆红素40.9 μmol/L。凝血：纤维蛋白原浓度1.38 g/L。C反应蛋白8.36 mg/L。

4月26日血常规：白细胞总数 $1.68 \times 10^9/L$，血小板计数 $28 \times 10^9/L$，血红蛋白浓度61 g/L。生化全套：白蛋白32.3 g/L，谷丙转氨酶207 U/L，谷草转氨酶78 U/L，总胆红素113.3 μmol/L，直接胆红素98.2 μmol/L。复查CMV（−）。

4月30日血常规：白细胞总数 $78.19 \times 10^9/L$，血小板计数 $62 \times 10^9/L$，血红蛋白浓度76 g/L。

5月6日血常规：白细胞总数 $15.77 \times 10^9/L$，红细胞总数 $2.78 \times 10^{12}/L$，血小板计数 $352 \times 10^9/L$，血红蛋白浓度90 g/L。生化全套：白蛋白27.7 g/L，球蛋白24.7 g/L，谷丙转氨酶38 U/L，谷草转氨酶30 U/L，直接胆红素38.4 μmol/L，总胆红素42.7 μmol/L。

辅助检查的重点和临床启示

初步检查时应着重注意：①血常规、尿常规、大便常规、肝肾功能、生化、凝血等，以了解患者脏器基本功能。②ESR、CRP等炎症标记物，以了解患者全身炎症情况。③EBV、CMV、真菌D葡聚糖、流感病毒等，以了解感染情况。④自身抗体谱，筛查有无系统性红斑狼疮、血管炎等疾病可能。⑤影像学检查，有利于疾病定性和定位。⑥活检病理检查，有利于疾病诊断和排除。

经查，患者多项检查有阳性发现。一是和原发疾病有关。患者反复高热，肝脾大，铁蛋白升高，需警惕噬血细胞综合征，完善检查明确是否符合诊断标准，及时诊治。病因查找方面，血白细胞明显升高，外院PET-CT提示成人Still病、淋巴瘤待排。入院完善骨髓穿刺涂片、流式、病理，未见白血病及淋巴瘤征象；肝吸虫等传染病筛查（-）；自身抗体阴性，暂可排除系统性红斑狼疮、血管炎。结合检查结果，全身淋巴结肿大、肝脾大、肝功能异常、血白细胞计数及铁蛋白明显升高，肿瘤暂排除，系统性红斑狼疮、血管炎等结缔组织病暂可排除，肝吸虫等感染性疾病检查（-），考虑成人Still病可能性大。二是疾病现状以及继发性疾病。患者在外院多次治疗效果不佳转而就诊我院，我们最重要的是准确评估患者目前整体病情，包括诊断是否错漏，原发病治疗是否充分，是否存在药物相关并发症，是否合并感染及何种感染。

对于整体病情，成人Still病可能性大，曾予激素治疗症状缓解后反复发作，考虑是否加用免疫抑制剂、生物制剂。对于继发性疾病方面，CMV、流感病毒阳性，病毒感染可诊断，应注意抗病毒治疗，治疗过程中注意药物不良反应及药物对器官带来的可能损害。

五、诊断

（1）成人Still病合并巨噬细胞活化综合征。
（2）巨细胞病毒病。
（3）胆囊结石伴慢性胆囊炎。
（4）脂肪肝。

六、治疗方案及转归

入院后予护肝、退黄、抗感染（4月10日至4月19日予美罗培南；4月20日予莫西沙星）、奥司他韦抗流感病毒（4月12日至4月16日）、更昔洛韦抗巨细胞病毒、补充白蛋白等治疗。患者血小板进行性下降，4月11日加用注射用甲泼尼龙琥珀酸钠80 mg ivdrip qd，并予丙种球蛋白20g ivdrip qd×5

病例14 杀伐果断除病魔——成人Still病合并巨噬细胞活化综合征的及时识别及治疗

天治疗，辅以护胃、补钙治疗，并予输血小板、红细胞、血浆、冷沉淀。予骨髓穿刺及骨髓活检术，结果未见噬血细胞及肿瘤细胞。4月21日再次出现发热，检查示白细胞、血红蛋白、血小板计数下降，肝功及胆红素较入院好转，予注射用甲泼尼龙琥珀酸钠增量至60 mg bid，并加用环孢素75 mg bid，继续丙种球蛋白治疗。调整药物后患者发热改善，但血常规仍未改善，血液科会诊考虑血象下降为继发性，不排除药物相关。予复查CMV-DNA示<500 copies/mL（−），予停用更昔洛韦，加强升白细胞、升血小板治疗，并予输注红细胞、血浆。经药物调整，患者血常规逐渐恢复，胃纳、精神较前改善，予甲泼尼龙40 mg qd、环孢素100 mg bid带药出院。出院后定期复查，未再出现发热，激素逐步减量，CRP、ESR、铁蛋白回降至正常范围。最后一次门诊复查，12月18日血常规：白细胞6.44×10^9/L，血红蛋白126 g/L，血小板243×10^9/L。生化：AST、ALT正常，LDH 204 U/L。CRP、ESR、铁蛋白（−）。激素及环孢素最终均已完全停用，至今未复发。

诊治小结和思考

该病例诊治过程中有三个方面值得我们进行总结，首先是成人Still病的诊断以及鉴别诊断，包括其他发热病因的排查；其次是患者出现病情变化时，如出现严重的并发症巨噬细胞活化综合征时，如何早期识别；最后是巨噬细胞活化综合征的诊疗。

首先，成人Still病的诊断和鉴别诊断问题。患者以发热、皮疹为主要表现，且其皮疹与发热存在一定的联系，伴有白细胞明显的升高、中性粒细胞比例显著升高，入院前后的炎症指标、血清铁蛋白也显著升高。在鉴别诊断方面，该患者风湿免疫方面的所有抗体均为阴性。感染方面，多次血培养、病毒筛查无阳性发现，其先后应用多种抗生素均无明显的效果。肿瘤方面，完善骨髓穿刺、骨髓活检后基本可排除血液方面的疾病，至于淋巴瘤或其他实体肿瘤，影像学检查未见提示。因此该患者可诊断为成人Still病。

其次，该患者多次出现病情的反复，在患者使用激素之后仍出现体温的升高，伴肝功能损害，此时除了考虑成人Still病病情未控制，再次回顾诊断的正确性，是否需要再进一步完善检查，如重复骨髓穿刺活检、淋巴结活检等，以明确原发病的诊断。此次入院，患者因病情反复再次行骨髓穿刺活检，未见血液病及淋巴瘤的提示，进一步证实成人Still病的诊断，因此患者病情反复应着眼在原发病导致的器官损伤以及并发症。患者此次入院的突出表现在于肝功能受损，故其先就诊于感染科，予抗感染及护肝治疗后肝功能有所好转，但同时出现了血常规的改变，初表现为血小板的下降，此时应高度警惕发生成人

Still 病的并发症,即巨噬细胞活化综合征。因巨噬细胞活化综合征极具凶险,倘若诊治不及时,预后不堪设想,因此需要我们迅速采取应对措施。该患者血常规出现至少两系的下降——纤维蛋白原显著降低,外送 NK 细胞活性检查提示明显降低,以及可溶性 CD25 的显著升高。虽然骨髓穿刺未见明显吞噬细胞,但骨髓中的吞噬细胞并不是噬血细胞活化综合征的必要条件。结合巨噬细胞活化综合征的分类标准,该患者已达到巨噬细胞活化综合征的诊断。

巨噬细胞活化综合征是风湿免疫病中一种比较罕见但非常凶险的并发症。在原发病中,巨噬细胞活化综合征最多见于成人 Still 病,其次是见于全身型幼年特发性关节炎。明确诊断后重点在于如何选择免疫抑制剂即治疗方案的调整,原发性噬血细胞综合征属于血液病,通常使用依托泊苷这一类化疗药治疗,但风湿免疫病继发的噬血细胞综合征,其治疗方面略有不同。文献综述报道首选的免疫制剂为环孢素,该病例应用环孢素 100 mg bid 后,其疗效显著,包括血常规、炎症指数、发热症状、肝功能及铁蛋白各种参数。在调整了治疗,即大剂量糖皮质激素联用环孢素后,患者各方面情况改善迅速,短时间内好转出院。门诊规律随访,予逐步减少激素用量。在激素减到非常小的剂量之后,环孢素也逐步减量至停用。最后该患者达到了临床治愈,停用了所有药物,而且迄今没有复发。

病例15 大胆假设，小心求证——中年男性肌酶升高的鉴别

患者钟某，男性，44岁，广东广州市人，职员，2019年11月29日入我院肾脏内科、风湿免疫科联合诊治。

一、主诉

胸痛2年余，下肢抽搐、发现CK升高9个月。

二、现病史及相关病史

患者2年余前无明显诱因出现胸骨附近疼痛，范围巴掌大小，无压榨感，无向他处放射，弯腰、吃早餐、天气寒冷时加重，服用护胃药可缓解，偶有头晕，下蹲后站立时易出现。9个月余前无明显诱因出现下肢肌肉抽搐，步行时容易诱发，至我院就诊，查CK 440 U/L，血肌酐138 μmol/L。胃镜示：①急性食管炎；②慢性浅表性胃炎（胃窦）。8个月余前至我院肾脏内科门诊就诊，查CK升至1489 U/L，肌酐129 μmol/L。1个月前于我院复查肌酐126 μmol/L，谷丙转氨酶138 U/L，谷草转氨酶90 U/L，肌酸激酶同工酶35 U/L，肌酸激酶2214 U/L，肌红蛋白105.3 μg/L。现为进一步诊治收入我科。患者起病以来，有下肢乏力、肌肉痉挛，伴肌肉疼痛；偶有胸闷、心悸，无气促；无发热畏寒，无皮疹、关节痛，无脱发、口干眼干、口腔溃疡、双手遇冷变色；无头痛、恶心、呕吐，无视物模糊，无腹胀、腹痛。精神、胃纳、睡眠可，二便正常，近期体重无明显变化。

既往史：体健，否认高血压、糖尿病、冠心病等慢性疾病史，否认肝炎、肺结核等慢性传染性疾病史，否认重大手术外伤史，否认食物、药物过敏史，否认输血史，否认按计划免疫接种史。个人史无特殊。否认家族史。

婚育情况：已婚，配偶及子女体健。

病史采集的重点和临床启示

从症状上看，患者突出表现为肌肉损害、肌酶升高，因此病史的询问应围

绕肌肉骨骼相关临床症状起病时间、诊治过程展开。肌肉骨骼损害应警惕有无全身系统性疾病，故也应询问各系统伴随症状以及有鉴别意义的症状等。应注意以下几点：①下肢肌肉抽搐相关表现的进一步询问。起病诱因（劳累？用药史？），抽搐是否对称、持续时间，有无乏力、肌肉疼痛，有无关节肿痛、活动受限，抽搐加重与缓解因素，除下肢外有无上肢抽搐，以及头痛、头晕、视物模糊、呕吐等症状。各症状的具体特点及诊疗过程。②胸痛症状的进一步询问。询问起病诱因、发病情况、胸痛性质、疼痛程度、持续时间，症状的加重与缓解因素，随时间演变的过程、受影响的程度，相应的治疗和治疗后病情的变化等。询问有无其他伴随症状，如胸闷、气促、心悸、呼吸困难、咯血等。③询问有无结缔组织病相关临床表现。有无发热、光过敏、皮疹、口腔溃疡、关节痛、指端遇冷变色、口干眼干、皮肤或皮下结节等症状。④询问有无皮肤黏膜相关临床表现，如皮疹、皮肤溃疡、出血点、皮下结节等。⑤询问有无呼吸系统相关表现，如咳嗽、咳痰、咯血、气促、呼吸困难，各临床症状的性质、程度，起病时间、持续时间。⑥注意询问有无消化系统相关表现，如反酸、嗳气、恶心、呕吐、便秘、腹泻等。⑦注意询问其他多系统损害表现，如有无脑血管意外、进行性心力衰竭，有无蛋白尿、腹痛、腹泻、血便等。⑧询问全身一般情况及非特异症状，如睡眠、食欲、有无乏力、畏寒、体重下降等全身表现。⑨询问诊疗过程、用药情况、具体剂量调整、相关症状进展情况。⑩既往疾病史、用药史、家族史。

经病史采集和初步分析，患者下肢抽搐，外院查肌酶升高，肌病可诊断。原发病方面，除炎症性肌病外，骨骼肌疾病如横纹肌溶解等，中枢神经系统疾病如蛛网膜下腔出血、脑膜炎、脑炎等，内分泌疾病，全身性疾病如恶性肿瘤，药物因素等皆可导致肌酶升高。因此需进一步完善各项鉴别诊断。

三、体格检查

患者 T 36.8 ℃，P 83 次/分，R 16 次/分，BP 92/77 mmHg。全身皮肤黏膜未见皮疹、瘀斑。口腔黏膜未见溃疡，无龋齿。全身浅表淋巴结未及。四肢关节无明显肿胀、压痛及活动受限。双侧股四头肌轻度压痛，四肢肌力、肌张力正常。生理反射存在，病理反射未引出。

体格检查的重点和临床启示

本例体格检查应重点注意：①生命体征及一般项目。注意体温、血压监测，了解神志、精神状况、全身有无水肿。②肌肉骨骼系统查体。四肢肌力是否对称，肌张力是否正常，有无肌肉压痛，有无关节压痛、肿胀，有无活动受限。③皮肤黏膜。皮肤黏膜有无皮疹、溃烂、黄染、皮下结节、出血点等。④心脏体检。心率、心律，有无心力衰竭相应体征，心包积液体征。⑤肺部查体。呼吸频率、节律，有无肺实变体征、胸腔积液体征等。⑥腹部查体。腹部有无膨隆、血管显露，是否触及包块，有无压痛、反跳痛、腹肌紧张，有无移动性浊音，肝脾有无肿大，肠鸣音是否活跃或减弱，有无血管杂音等。⑦神经系统查体。瞳孔大小及是否双侧对称，眼球运动、对光反射是否正常，有无病理反射、脑膜刺激征，神经反射包括浅反射、深反射。

四、辅助检查

入院前相关检查结果：

2019年2月我院查CK 440 U/L、血肌酐138 μmol/L。胃镜示：①急性食管炎；②慢性浅表性胃炎（胃窦）。

2019年3月我院查CK 1489 U/L、肌酐129 μmol/L。

2019年10月我院查肌酐126 μmol/L，谷丙转氨酶138 U/L，谷草转氨酶90 U/L，肌酸激酶同工酶35 U/L，肌酸激酶2214 U/L，肌红蛋白105.3 μg/L。甲功：游离甲状腺素<5.150 pmol/L↓，促甲状腺素（TSH）43.693 μIU/mL↑。

入院后进一步检查的主要阳性发现：2019年11月30日三大常规未见明显异常。生化全套：谷丙转氨酶100 U/L，谷草转氨酶75 U/L，总胆固醇7.97 mmol/L，低密度脂蛋白胆固醇5.87 mmol/L，乳酸脱氢酶359 U/L，肌酸激酶1882 U/L，肌酸激酶同工酶30 U/L，同型半胱胺酸15.5 μmol/L，肌酐（酶法）134 μmol/L。甲功七项：三碘甲状腺原氨酸<0.38 nmol/L，甲状腺素<11.71 nmol/L，游离三碘甲腺原氨酸<1.54 pmol/L，游离甲状腺素<5.15 pmol/L，促甲状腺素（TSH3）55.723 μIU/mL，甲状腺球蛋白抗体65.7 U/mL。肿瘤三项：铁蛋白404.1 ng/mL。糖化血红蛋白、CRP、ESR、肿瘤筛查组合1未见异常。抗核抗体、ENA谱、抗心磷脂抗体三项、APS三项、ANCA四项、风湿二项、IgG4定量检测未见异常。

2019年12月6日复查血生化及心肌酶谱：谷丙转氨酶146 U/L，谷草转氨酶125 U/L。肌酐（酶法）130.0 μmol/L。总胆固醇7.240 mmol/L，载脂蛋白B100 1.420 g/L。乳酸脱氢酶41.000 U/L，肌酸激酶3703 U/L，α-羟丁酸脱氢酶348 U/L，肌酸激酶同工酶50 U/L，肌红蛋白138.1 μg/L。

心电图：①窦性心动过缓；②肢导联低电压；③T波改变。甲状腺彩超：甲状腺缩小，回声增粗。双侧颈部未见明显肿大淋巴结。心脏彩超：二尖瓣反流（轻度），三尖瓣反流（轻度）；左室收缩功能正常；心包积液（少量）。腹部彩超：胆囊多发息肉。头部MRI：①右额叶、左顶叶少许变性灶；②双侧筛窦、额窦少量炎症，右侧上颌窦黏膜下囊肿。

辅助检查的重点和临床启示

初步检查时应着重注意：①血常规、尿常规、大便常规、肝肾功能、生化、凝血、甲功等，以了解患者脏器基本功能；②ESR、CRP等炎症标记物，以了解患者全身炎症情况；③自身抗体谱、肌炎抗体谱，初步筛查自身免疫性疾病；④影像学检查，有利于疾病定性和定位；⑤内镜检查，有利于疾病定位。

经查，患者多项检查有阳性发现。肌酶明显升高，自身抗体、肿瘤指标未见异常，头颅MRI未见脑部出血、感染灶等病变，初步排除炎症性肌病、中枢神经系统疾病、恶性肿瘤导致肌酶升高的可能。发现甲功异常，T3、T4均降低，TSH显著升高，甲状腺彩超提示甲状腺缩小，甲状腺功能减退可明确，需考虑有无甲状腺功能减退导致肌肉症状及肌酶升高的可能。可行诊断性治疗，予左甲状腺素钠片替代治疗，若肌肉症状缓解、肌酶呈下降趋势，则可考虑甲状腺功能减退导致肌病。

五、诊断

（1）甲状腺功能减退症，甲状腺功能减退性肌病。
（2）急性食管炎。

六、治疗方案及转归

入院后予左甲状腺素钠片、护肝、护胃治疗，5天后患者双大腿肌肉痉挛及疼痛较入院明显好转。出院后患者规律随诊，复查肌酶、肝酶逐渐下降，回降至正常。2020年6月25日门诊复查：AST 21 U/L，ALT 35 U/L，CK 115 U/L，CK-MB 9 U/L，CRP 0.3 mg/L，均在正常范围。

诊治小结和思考

该病例是一个非常有意思的病例，尽管患者此次住院迅速得到明确诊断，但整个诊治的思考过程仍具有代表意义。该患者主诉胸痛2年，但胸痛与其最终诊断并无明确相关性，且胃镜已明确诊断为急性食管炎，足以解释胸痛症状。患者的真正问题在于肢体症状以及 CK 升高。作为风湿免疫科医生遇到 CK 升高的患者，第一反应常认定为炎症性肌病，在作此诊断前应注意鉴别其他可能性诊断，通过询问病史、血清免疫学检查、肌肉组织活检等进行鉴别。如患者能够配合完成血清免疫学检查、组织病理学检查，则诊断更为充分；倘若遇到的患者不能完全配合，诊断过程中的临床思考显得尤为重要。该患者因医保、经济因素，无法完成上述所有检查，因此我们先从临床表现方面入手。炎症性肌病如多发性肌炎、皮肌炎的肌肉受累形式以近端肌无力为主，而该患者的肌肉症状表现为下肢的乏力并肌肉痉挛，以及肌肉疼痛，但查体肌力正常，也无近端受累形式存在，此时怀疑其并非风湿免疫相关的炎症性肌病。根据此前的经验，我们把更多的精力放在遗传代谢，或药物相关方面，从内分泌、用药史进一步询问病史。在既往史方面，患者否认既往用药史如他汀类药物，否认家族类似病史。但入院初步检查发现一个明显的异常，即甲状腺功能低下。后续进一步追问病史，患者自诉既往有甲状腺疾病，治疗后出现甲状腺功能减低，长期服用甲状腺素治疗，但患者随访过程中指标长期正常，自认为疾病已痊愈遂自行停药，并未再复诊。在入院询问病史时，患者也自认为疾病痊愈无须如实汇报。综合上述结果及病史，考虑甲状腺功能减退性肌病可能性大。由于患者费用问题，未进一步完善肌炎抗体谱、肌活检，予补充甲状腺激素治疗。后续该患者肌肉痉挛、疼痛症状迅速得到改善，出院后门诊复查激酶、肝酶均下降并恢复到正常水平。虽然没有完善所有检查，但随访治疗反应也证实了我们的临床诊断，即甲状腺功能减退性肌病。

这个病例的诊治过程告诉我们，风湿免疫科医生在遇到风湿免疫病相关表现时，不能局限于本专科的范畴，而要从临床表现特点，注意思考有无和本专科疾病表现不一样的地方，当表现形式不符合典型疾病特点的时候多考虑各种可能性。

病例16 挽狂澜于既倒——胸腹大动脉广泛动脉瘤和夹层形成的危重血管炎内科治疗

患者程某,男性,41岁,广东深圳人,职业:职员,2021年9月18日入院。

一、主诉

腹痛11天,胸痛1天。

二、现病史及相关病史

患者11天前无明显诱因出现腹痛,中腹部为主,呈牵拉性痛,无向他处放射,无发热,无恶心、呕吐,无腹泻、黑便,无胸闷、气促等不适,疼痛持续不缓解。次日至当地医院就诊,查全腹CT平扫+增强示:双侧髂总、髂内动脉瘤,伴右侧髂总、髂内动脉夹层(双侧髂总动脉明显扩张,以右侧较明显,约25 mm×19 mm×37 mm,并见数枚破口,大小分别约14、6、12 mm);肝固有动脉瘤(13 mm×9 mm);肠系膜上动脉瘤伴夹层(内膜撕裂破口约4 mm)。肠镜示:结肠憩室,内痔。住院期间腹痛发作3次,后两次较第一次程度有所减轻,持续时间较前稍短。住院予抗感染、抑酸对症处理,介入科会诊建议手术治疗。患者8天前自行转至当地某心血管医院住院,检查示D-二聚体1.30 mg/L,CRP 52.9 mg/L,ESR 44 mm/h。颈动脉增强+CTA:双侧颈内动脉瘤(右侧颈内动脉C1-2段,左侧颈内动脉C1-3段);右侧椎动脉V1-2段疑长段闭塞(未见显影)。双下肢血管彩超:双侧下肢静脉未见明显血栓;双下肢动脉未见明显异常。胸腹髂主动脉增强(CTA):双侧髂总、髂内动脉瘤样扩张,右侧髂总、髂内动脉局限性夹层形成;主动脉及其分支少许粥样硬化性改变;肝总动脉小动脉瘤;肠系膜上动脉瘤样扩张与重度狭窄并存,伴附壁血栓形成;左肾动脉扩张与狭窄并存,左肾动脉局限性夹层可能;右肾动脉局部瘤样扩张;左肾形态欠规整,局部皮质变薄,考虑缺血性改变。头颅CTA:颅脑CT平扫未见明显异常,不除外右侧椎动脉闭塞可能,右侧大脑前动脉起自左侧大脑前动脉A1段(正常变异);左侧颈内动脉粥样硬化。

病例16 挽狂澜于既倒——胸腹大动脉广泛动脉瘤和夹层形成的危重血管炎内科治疗

住院期间未再出现腹痛症状,予抗凝治疗,期间有出现血尿,尿色后期逐渐变清,后患者签字出院。

之后,患者无明显诱因出现胸痛,为左侧胸骨旁区疼痛,持续数分钟后缓解,伴右侧后背疼痛,非压榨性疼痛,无气促、呼吸困难,无腹痛、腹胀、腹泻等不适,遂至我院急诊就诊。查胸部CT增强示:①双肺散在少许炎症;②右肺上叶小钙化灶;③轻度主动脉硬化;④甲状腺左侧叶低密度结节。全腹CT平扫+增强:①肠系膜上动脉夹层,部分分支血栓形成、局部闭塞,小肠强化稍减退;腹腔干、肝总动脉、双侧髂总动脉、髂内动脉局部瘤样扩张,右侧髂总动脉/髂内动脉夹层待排。②轻度脂肪肝。③胆汁浓稠。④双肾小囊肿,左肾局部萎缩。⑤右侧腹壁皮下渗出。当时为进一步就诊,拟"血管炎"收入我科。患者自发病以来,无发热,无口腔溃疡、外阴溃疡,无头晕、头痛,无视力下降、视物模糊,无咳嗽、咳痰,无皮疹、脱发,无关节疼痛,无双下肢水肿等不适。精神、胃纳一般,大小便正常,近1个月来体重下降4 kg。

既往史:患者平素健康状况良好,否认高血压、糖尿病、冠心病等慢性病史,否认肝炎、肺结核等传染病史,否认手术史,否认重大外伤史,否认输血和血制品史,预防免疫接种不详,否认食物、药物过敏史。无吸烟史,偶有饮酒,无特殊不良嗜好如药物或食鱼生史,无冶游史等。

婚育情况:已婚已育,育有2女,配偶及女儿体健。否认家族中两系三代有与患者类似疾病,无家族遗传性、免疫性和精神性疾病。

病史采集的重点和临床启示

从症状上看,患者突出表现为反复腹痛,外院相关检查提示全身多发动脉瘤,病史的询问应围绕腹部相关临床症状、起病时间、诊治过程展开。近期进展至胸痛,故也应询问各系统伴随症状以及有鉴别意义的症状等。注意以下几点:①腹痛症状的进一步询问,询问起病诱因、发病情况、疼痛性质、持续时间,症状的加重与缓解,随时间演变的过程、受影响的程度,相应的治疗和治疗后病情的变化等。询问有无其他伴随症状,如恶心、呕吐、腹泻、纳差、腹胀等。②询问有无结缔组织病相关临床表现。有无发热、光过敏、皮疹、口腔溃疡、关节痛、指端遇冷变色、口干眼干、皮肤或皮下结节等症状。③询问有无呼吸系统相关表现,如咳嗽、咳痰、咯血、气促、呼吸困难,各临床症状的性质、程度,起病时间、持续时间。④注意询问有无心血管系统相关表现,如胸痛、心悸、端坐呼吸、水肿等。⑤注意询问其他多系统损害表现,如有无脑血管意外、进行性心力衰竭,有无腹痛、腹泻、血便等。⑥询问全身一般情况及非特异症状,如有无消瘦、乏力、关节疼痛等全身表现。⑦询问诊疗过程、用药史、具体剂量调整、相关症状进展情况。⑧既往疾病史、用药史、家族史。

三、体格检查

患者 T 36.5 ℃，P 78 次/分，R 18 次/分，BP 107/72 mmHg。神清，全身未及浅表淋巴结，全身皮肤、黏膜无皮疹、溃疡，双肺呼吸音清，未闻及干湿啰音。心率 78 次/分，律齐，无杂音。腹平软，无压痛及反跳痛，肠鸣音正常。双下肢无水肿。四肢关节无压痛，无活动受限。

体格检查的重点和临床启示

本例体格检查应重点注意：①生命体征及一般项目。注意体温、血压监测；全身水肿情况。②皮肤黏膜、四肢关节。全身皮肤黏膜有无溃烂、黄染、皮疹、皮下结节、出血点等。四肢关节有无肿胀、压痛、活动障碍、畸形等。③心脏体检。心率、心律，有无心力衰竭相应体征、心包积液体征。④肺部查体。呼吸频率、节律、肺实变体征、胸腔积液体征等。⑤腹部查体。腹部有无膨隆、血管显露，是否触及包块，有无压痛、反跳痛、腹肌紧张，有无移动性浊音，肝脾有无肿大，肠鸣音是否活跃或减弱，有无血管杂音等。

四、辅助检查

2021 年 9 月 9 日外院全腹 CT 平扫＋增强示：双侧髂总、髂内动脉瘤，伴右侧髂总、髂内动脉夹层（双侧髂总动脉明显扩张，以右侧较明显，约25 mm×19 mm×37 mm，并见数枚破口，大小分别约 14、6、12 mm）；肝固有动脉瘤（13 mm×9 mm）；肠系膜上动脉瘤伴夹层（内膜撕裂破口约 4 mm）。肠镜示：结肠憩室，内痔。

外院（2021 年 9 月 11 日）：D－二聚体 1.30 mg/L，CRP 52.9 mg/L，ESR 44 mm/h。颈动脉增强＋CTA：双侧颈内动脉瘤（右侧颈内动脉 C1－2 段，左侧颈内动脉 C1－3 段）；右侧椎动脉 V1－2 段疑长段闭塞（未见显影）。双下肢血管彩超：双侧下肢静脉未见明显血栓；双下肢动脉未见明显异常。胸腹髂主动脉增强（CTA）：双侧髂总、髂内动脉瘤样扩张，右侧髂总、髂内动脉局限性夹层形成；主动脉及其分支少许粥样硬化性改变；肝总动脉小动脉瘤；肠系膜上动脉瘤样扩张与重度狭窄并存，伴附壁血栓形成；左肾动脉扩张与狭窄并存，左肾动脉局限性夹层可能；右肾动脉局部瘤样扩张；左肾形态欠规整，局部皮质变薄,考虑缺血性改变。头颅CTA:颅脑CT平扫未见明显异常,不除外右侧椎动脉闭塞可能,右侧大脑前动脉起自左侧大脑前动脉A1段(正常变异);左侧颈内动脉粥样硬化。

2021年9月17日我院胸部CT增强示:①双肺散在少许炎症。②右肺上叶小钙化灶。③轻度主动脉硬化。④甲状腺左侧叶低密度结节。全腹CT平扫+增强(图1):①肠系膜上动脉夹层,部分分支血栓形成、局部闭塞,小肠强化稍减退。腹腔干、肝总动脉、双侧髂总动脉、髂内动脉局部瘤样扩张,右侧髂总动脉/髂内动脉夹层待排。②轻度脂肪肝。③胆汁浓稠。④双肾小囊肿,左肾局部萎缩。⑤右侧腹壁皮下渗出。

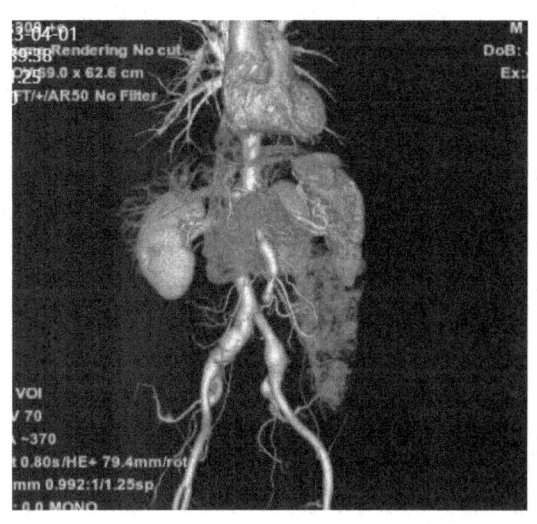

图1 全腹CT平扫+增强可见多处动脉局部瘤样扩张

入院完善相关检查,血常规、大便常规未见明显异常。尿常规:蛋白质(+)。尿蛋白与尿肌酐比值、尿蛋白定量未见异常。生化:谷丙转氨酶75 U/L,谷氨酰转肽酶120 U/L,载脂蛋白A 10.86 g/L,补体C3 1.93 g/L,补体C4 0.70 g/L,血清总补体64 U/mL,C反应蛋白82.5 mg/L。红细胞沉降率93 mm/h。炎症二项:白介素-6 10.28 pg/mL,血清降钙素原检测0.059 ng/mL。凝血四项:纤维蛋白原浓度8.09 g/L,活化部分凝血活酶时间47.5 s,D-二聚体2.98 μg/mL。肿瘤三项、甲功三项、糖化血红蛋白、血播八项、T-SPOT未见异常。狼疮四项、ANCA四项、ENA谱、抗核抗体十项、风湿三项、APS三项、抗心磷脂抗体均阴性。

2021年9月27日复查生化全套:谷草转氨酶43 U/L,谷丙转氨酶

77 U/L，补体 C3 1.48 g/L，补体 C4 0.33 g/L，血清总补体 63 U/mL，CRP 3.0 mg/L，红细胞沉降率 58 mm/h。

我院放射科会诊外院影像资料：

颅脑：①颅脑 CT 未见明显异常。②头部 CTA 示右侧椎动脉 V4 段纤细，显影欠清，必要时复查。颈部：①双侧颈内动脉颈段多发动脉瘤或瘤样扩张，左侧为著。②右侧椎动脉纤细，部分节段显示不清。③甲状腺左侧叶良性小结节。胸腹部：①肝 S7、S8 小血管瘤。②腹腔干、肝总动脉、双侧髂总动脉、髂内动脉局部瘤样扩张，右侧髂总动脉/髂内动脉夹层可能。③肠系膜上动脉夹层，部分分支血栓形成、局部闭塞。④动脉硬化。

辅助检查的重点和临床启示

初步检查时应着重注意：①血常规、尿常规、大便常规、肝肾功能、生化、BNP 等，以了解患者脏器基本功能。②ESR、CRP 等炎症标记物，了解患者全身炎症情况。③EBV、CMV、真菌 D 葡聚糖、TB-SPOT、呼吸道病原体九项、单纯疱疹病毒抗体等，以了解感染情况。④血免疫球蛋白、血淋巴细胞数及百分比、自身抗体谱尤其是 ANCA 等，以了解目前免疫状态及协助评估血管炎病情。⑤影像学检查，有利于疾病定性和定位。

五、诊断

（1）动脉炎肠系膜上动脉夹层（部分分支血栓形成、局部闭塞）；髂动脉夹层（右侧髂总/髂内动脉夹层伴瘤样扩张）；动脉瘤（腹腔干、肝总动脉、双侧髂总/髂内动脉、颈内动脉）。

（2）甲状腺结节（左侧）。

（3）脂肪肝（轻度）。

六、治疗方案及转归

入院后予注射用甲泼尼龙琥珀酸钠 40 mg qd、人免疫球蛋白 20g qd × 3 天，辅以护胃、补钙治疗。血管外科及介入科会诊后建议进一步行介入治疗，患者要求暂予药物治疗，排除禁忌证。于 2021 年 9 月 22 日予环磷酰胺 0.6 g once 静滴治疗。住院期间患者无再发胸痛、腹痛，于 2021 年 9 月 27 日予泼尼松 50 mg qd、护胃及补钙治疗带药出院。出院后规律门诊随诊，继续予环磷酰胺 0.6 g 每 2 周 1 次（共 3 月），后环磷酰胺改为 0.8 g 每 3 周 1 次，并逐渐减

病例 16 挽狂澜于既倒——胸腹大动脉广泛动脉瘤和夹层形成的危重血管炎内科治疗

量激素。

患者于 2022 年 3 月 24 日返院复查提示病情稳定，检查示 CRP、ESR 未见异常。头部 MRI 平扫+增强扫描+MRA：①脑干发育性静脉畸形，余头颅 MRI 平扫及增强未见明显异常。②头颅 MRA 未见明显异常。③双侧筛窦及上颌窦炎症。颈部血管 CTA：双侧颈内动脉 C1 段多发瘤样扩张，左侧直径约 19 mm、右侧约 13 mm，右侧椎动脉显影不清，余双侧颈内动脉、颈外动脉、颈总动脉及左侧椎动脉走行自然，分支尚可，未见明确狭窄、扩张及充盈缺损影。符合动脉炎并多发动脉瘤形成；考虑右侧椎动脉闭塞可能。胸部 CT 平扫+增强扫描+CTA+CTV：①双肺多发实性结节，其中 1 枚为磨玻璃结节，怀疑炎性结节，建议定期复查。②双肺散在炎症，较前吸收；右肺上叶小钙化灶，同前。③CTA：主动脉硬化。④CTV 未见异常。⑤甲状腺左侧叶低密度结节，建议超声检查。腹主动脉 CTA+CTV：①肠系膜上动脉夹层动脉瘤，部分分支血栓形成、局部闭塞，其中肠系膜上动脉近段附壁血栓较前减少，部分小肠强化稍减低，较前好转；腹腔干、肝总动脉、双侧髂总动脉、髂内动脉局部瘤样扩张，右侧髂总动脉/髂内动脉夹层，所见大致同前；动脉硬化。②轻度脂肪肝。③胆汁浓稠。④双肾小囊肿，左肾局部萎缩。予调整治疗方案为泼尼松减量至 7.5 mg qd，环磷酰胺 0.8 g 每 45 天 1 次。

诊治小结和思考

该患者为中年男性，起病时间较短，既往无特殊病史，无不良嗜好，病史中未有提示关于结缔组织病方面的任何线索。该患者此次就诊突发动脉夹层。检查发现，除外炎症指标升高，也无明显血管病变的其他情况，以及其他系统性疾病的表现。在诊断方面，因患者既往无特殊病史，现有检查提示目前以动脉瘤、内膜撕裂所导致的一系列的表现，关键在于鉴别除外风湿免疫病的其他病因。若为先天性急性发育不良，则通常表现为发病缓慢，炎症指标正常，受累部位应较为局限，而非该病例所累及范围广。此外，是否为一些可模拟血管炎表现的疾病，包括一些罕见病。从病史上看，患者并无其他器官系统受累的证据。还应注意鉴别慢性感染，比如 EB 病毒感染，然而综合病史及检查结果，假性血管炎的疾病可能性也不是很大。因此，总体来说，诊断为动脉炎是确定的。该病例值得学习的还有其诊疗经过，患者入院初病情较重，其动脉受累的节段较多，同时存在动脉瘤、动脉夹层，且以大动脉及大动脉分支为主，因而该患者容易出现动脉撕裂的情况，很可能会造成猝死。在经过激素、环磷酰胺治疗下，该患者的全身炎症、血管炎症得到了较好的改善。患者出院之后，在门诊的随访过程当中，也无其他临床表现，在第二次住院复查时发现其动脉夹层已经得到了改善，但动脉瘤还在，然而患者对内科治疗效果较满意，暂无继续介入干预的打算，希望保持现状。

  本病例来诊前在当地医院就诊，由于血管病变广泛，内外科均无信心接诊。需要明确血管炎属于内科治疗可以控制的疾病，只要按规范进行抗炎抑制免疫，以及做好血压控制及监护，作为风湿免疫科医生应该要有信心控制病情。

病例 17　防微杜渐——AAV 的早期识别干预

患者何某，男性，74 岁，广东广州人，退休人员。2021 年 5 月 26 日入我院感染科，后转至风湿免疫科进一步诊治。

一、主诉

发热 20 天。

二、现病史及相关病史

患者 20 天前无明显诱因开始出现发热，最高 37.7 ℃，发热以午后为主，伴双下肢肌肉酸痛乏力，伴少许咳嗽咳痰，痰少而稀薄，无畏寒、盗汗，无流涕、咽痛，无心悸、胸闷，无气促，无腹痛、腹泻，无呕血、黑便等不适，发热不能自行缓解，遂于 18 天前来我院就诊。检查示血常规、肝肾功能、尿常规等未见明显异常，自行服用中药治疗（共 10 天，具体不详），效果不佳，7 天前再次来我院就诊。检查示：血常规 WBC 9.28×10^9/L，NEUT 7.00×10^9/L，EO 0.19×10^9/L，LYMPH 0.94×10^9/L，MONO 1.12×10^9/L，CRP 54.6 mg/L；胸部 CT 平扫示右上肺上叶陈旧性肺结核，双下肺少量慢性炎症；甲状腺彩超示甲状腺左侧叶实性结节，ACRTI - RADS 5 级，不排除甲状腺微小癌，必要时行甲状腺细针穿刺活检。先后予克拉霉素 1 片 bid、头孢克洛 2 片 bid、左氧氟沙星 0.5 g qd 治疗，效果均欠佳。患者起病以来，精神、睡眠稍差，胃纳尚可，小便时有尿痛，无尿频、尿急、排尿困难等，大便正常，体重近期无明显下降。

既往史：肺结核病史 50 余年，曾规律抗结核治疗，多次复查提示病灶已基本吸收、钙化。高血压病史 20 余年，最高 150/90 mmHg，平时规律服用络活喜、倍他洛克，血压控制良好。甲亢病史 19 年余，自诉已治愈，每年复查甲功正常。否认糖尿病、冠心病等其他慢性病史，否认乙肝、伤寒等其他传染病史，否认手术史、外伤史，否认输血史，预防接种史不详，自述有青霉素过敏史。出生生长于原籍，无饮酒嗜好，抽烟 40 余年，6～7 支/天。

婚育情况：已婚已育，育有 1 女，配偶及女儿体健。否认肿瘤、其他遗传性疾病、精神性疾病家族史。

病史采集的重点和临床启示

从症状上看，患者主诉为发热，伴非特异性临床症状，从现有症状无法识别诊断，病史的询问应扩大范围，以发热的特点、发热相关病因的鉴别展开。发热的病因较多，按有无病原体侵入人体分为感染性发热和非感染性发热两大类。因患者为老年男性，曾予抗生素治疗效果欠佳，需注意相对少见的感染性病因，也应考虑非感染性的全身性、系统性病因，故也应询问各系统伴随症状以及有鉴别意义的症状等。应注意以下几点：①发热症状的进一步询问。起病时间、起病的缓急、病程、发热的程度、间歇性或持续性发热；有无畏寒、寒战、大汗；是否伴皮疹、出血、黄疸、咳嗽、咳痰、咯血、胸痛、腹痛、呕吐、腹泻、尿频、尿急、尿痛、头痛、肌肉关节痛等；有无到过疫区、传染病接触史、动物昆虫叮咬、养猫狗羊等动物接触史、食物毒物摄入、冶游史。②询问全身一般情况及非特异症状，如有无消瘦、乏力、关节疼痛等全身表现。③注意询问其他多系统损害表现，如有无皮肤黏膜病变、心脏疾病、脑血管意外、肾功能不全、蛋白尿，有无不明原因腹痛、腹泻、血便等。④询问外院就诊时做的血常规、胸片等相关检查及后续的诊疗过程，退热药、抗生素、激素等的使用情况。⑤询问既往疾病史、手术史、药物过敏史、家族肿瘤或自身免疫性疾病史。

经病史采集和初步分析，患者反复发热，炎症指标明显升高，但不伴有明显肺部、肠道或泌尿系感染症状，考虑非感染性发热可能性大，后续将重点分析发热可能原因。

三、体格检查

患者 T 37.2 ℃，P 92 次/分，R 20 次/分，BP 133/78 mmHg。急性病面容，神志清楚，对答切题。全身皮肤及巩膜无黄染，未见肝掌、蜘蛛痣，无胸前毛细血管扩张。腹部平坦，腹软，全腹无压痛、反跳痛，未触及肿块，肝肋下未触及，胆囊区无压痛，脾肋下未触及，肾未触及，肝区叩击痛阴性，Murphy's 征阴性，双肾区无叩痛，各输尿管行程点无压痛，腹部叩诊鼓音，移动性浊音阴性，肠鸣音正常，4 次/分。四肢关节未见肿胀。双下肢无水肿。

体格检查的重点和临床启示

本例体格检查应重点注意：①生命体征及一般项目。尤其注意体温监测、血压监测、神志、步态等。②头颈部查体。颈部淋巴结、肿块、甲状腺检查，有无感觉运动异常、脑膜刺激征，有无视力异常、视野异常，有无咽充血、扁桃体肿大化脓、腮腺肿大、鼻窦及耳道异常流液等。③心肺腹查体。心率、心律是否规整，有无心脏杂音，有无心包摩擦音等；呼吸频率、节律，肺部叩诊有无异常体征，有无肺部啰音等；腹部有无压痛、反跳痛、包块、移动性浊音、肠鸣音，有无肠型及蠕动波，肝脾有无增大等。④皮肤黏膜及浅表淋巴结。注意有无皮疹、皮下结节、出血性皮疹（可为瘀点、紫癜或瘀斑）、水肿、软组织肿胀，有无淋巴结肿大等。

四、辅助检查

初步检查结果：

2021 年 5 月 19 日我院查血常规：WBC 9.28×10^9/L，NEUT# 7.00×10^9/L，EO# 0.19×10^9/L，LYMPH# 0.94×10^9/L，MONO# 1.12×10^9/L；CRP 54.6 mg/L，PCT <0.020 ng/mL。胸部 CT 平扫示：①右肺上叶陈旧性肺结核，大致同前。②双下肺少量慢性炎症，较前稍增多。③双下肺实性结节同前，考虑炎性结节可能；左上肺钙化灶同前。④肺气肿，双肺多发肺大疱。⑤纵隔、左肺门多发钙化淋巴结。⑥主动脉、冠状动脉硬化。⑦肝多发小囊肿可能。甲状腺彩超示：甲状腺左侧叶实性结节，ACRTI–RADS-5 级，不排除甲状腺微小癌，必要时行细刺穿刺活检。

2021 年 5 月 26 日入院后完善相关检查。血常规：WBC 7.54×10^9/L，Hb 114 g/L，PLT 265×10^9/L，NEUT# 5.73×10^9/L，EO# 0.18×10^9/L，NEUT% 75.90%，LYMPH% 9.70%。尿常规、大便常规未见异常。生化全套：ALB 31.3 g/L，CH50 63 U/mL，CRP 53.3 mg/L；ESR 106 mm/h，IL-6 35.56 pg/mL。凝血：纤维蛋白质 6.74 g/L，活化部分凝血活酶时间 64.1 s。CA 125、CA 19-9、心肌酶谱、肺癌四项、血播八项、TSPOT、曲霉菌半乳甘露聚糖、真菌 D–葡聚糖检测、呼吸道病原体五项 + 呼吸道病原体四项、CMV-DNA、EBV-DNA 测定未见异常。血病原宏基因组学检测：细环病毒、人葡萄球菌、头葡萄球菌。

类风湿因子阳性；ANCA（四项）：p-ANCA 阳性（＋），MPO-ANCA 阳性 118 U/mL；抗核抗体测定、ENA 谱十四项均阴性。

胸部螺旋 CT 平扫 + 四维重建：①右肺上叶陈旧性肺结核，大致同前。②双下肺少量慢性炎症，大致同前。③双下肺实性结节同前，考虑炎性结节可能；左上肺钙化灶同前。④肺气肿，双肺多发肺大疱。⑤纵隔、左肺门多发钙化淋巴结。⑥主动脉、冠状动脉硬化。⑦肝多发小囊肿可能。心脏彩超：静息状态下，升主动脉增宽；左房增大；室间隔增厚；主动脉瓣钙化并反流（轻度）；左室收缩功能正常，左室舒张功能减低。

彩超其他（双侧颈部淋巴结）：双侧颈动脉内中膜回声增强，未见明显增厚，血流未见明显异常；双侧颈部见多个淋巴结，暂考虑反应性淋巴结增生可能性大。彩超其他（双侧腋窝淋巴结）：双侧腋窝未见明显异常肿大淋巴结。彩超其他（腹腔、肠系膜淋巴结）：腹主动脉未见明确血管炎声像，腹腔肠系膜及腹膜后未见明显异常肿大淋巴结；彩超其他（双侧腹股沟淋巴结）：双侧腹股沟未见明显异常肿大淋巴结；双侧下肢动脉硬化性变并多发硬斑形成，管腔未见明显狭窄；双侧下肢静脉血流通畅，未见明显血栓形成或血管炎声像。

鼻窦 CT：①双侧上颌窦少许慢性炎症；②左侧前组筛窦窦腔内小骨瘤；③鼻中隔轻度偏曲，双侧中、下鼻甲肥厚。肌电图：①双侧正中神经 F 波出现率减低。②双侧胫神经 F 波潜伏期延长。头颅 MRI：①双侧额顶叶白质及侧脑室旁缺血变性灶，脑萎缩。②头颅 MRA：基底段动脉高位分叉，椎基底动脉扩张延长综合征可能。

辅助检查的重点和临床启示

初步检查时应着重注意：①血常规、尿常规、生化全套、ESR、CRP 和其他炎症标记物等，以了解患者基本情况。②感染性病因的进一步筛查。完善真菌 D 葡聚糖、曲霉菌半乳甘露聚糖、呼吸道病原体五项＋呼吸道病原体四项、病原微生物二代测序、T-SPOT、胸部 CT 等检查。③完善抗核抗体、ENA 抗体谱、ANCA、补体等检查，以了解是否存在自身免疫性疾病。④必要时完善骨髓穿刺、肿瘤标志物检测、淋巴结彩超以明确是否存在血液系统相关恶性肿瘤。

经查，患者多项检查有阳性发现，其中炎症指标包括 CRP、ESR 明显升高；ANCA 四项示 P-ANCA、MPO-ANCA 均阳性；血二代测序提示可能细环病毒、人葡萄球菌、头葡萄球菌感染，但序列数较少不排除污染，且患者无明显感染灶。根据 P-ANCA、MPO-ANCA 阳性应注意自身免疫性疾病，尤其系统性血管炎的可能，也要注意排除特殊病原体如寄生虫感染，或恶性肿瘤的可能性。故进一步检查应以免疫性检查、排查感染、肿瘤作为重点，如有可能尽量获取组织学证据。

五、诊断

（1）ANCA 相关性血管炎。
（2）甲状腺结节（左侧叶，ACRTI – RADS – 5 级，甲状腺微小癌？）。
（3）肾结石（左肾）。
（4）陈旧性肺结核。
（5）肺炎（双下肺）。
（6）肝囊肿。
（7）高血压 1 级。
（8）睡眠障碍。

六、治疗方案及转归

入院后患者仍反复低热，入院初予静滴左氧氟沙星 0.5 g qd 抗感染，美托洛尔缓释片 47.5 mg qd、氨氯地平 5 mg qd 降血压，唑吡坦 1 粒 qn、阿普唑仑 1 粒 bid 辅助睡眠治疗。完善检查后，血二代测序提示可能细环病毒、人葡萄球菌、头葡萄球菌感染，但结合患者的病程以及临床表现，考虑相关病原菌感染可能性小，考虑 ANCA 相关性血管炎可能。予注射用甲泼尼龙琥珀酸钠 40 mg qd、丙球 20 g×3 天 + 10 g×2 天及补钙护胃治疗，并予利福平 3 粒 qd、异烟肼 3 粒 qd 预防结核感染（于 2022 年 2 月停用）。患者体温降至 36.9 ～ 37.3 ℃，6 月 8 日改为口服甲泼尼龙片 40 mg qd、吗替麦考酚酯 0.5 g bid 带药出院。出院后规律门诊随诊，并逐渐减量激素至 6 月 9 日停用激素，加量吗替麦考酚酯 1 g bid 至今。现患者病情稳定，8 月 3 日复查血常规、尿常规、肝肾功、CRP、ESR 未见异常。

诊治小结和思考

该病例为老年男性，既往病史较多，包括肺结核、甲亢、高血压，门诊检查发现甲状腺结节不排除微小癌等，因此其发热病因需要仔细鉴别诊断，尤其是既往结核病史，这也是其首诊科室为感染科的一个重要原因。对于发热查因这一经典的内科疾病鉴别诊断，我们应从感染和非感染两个方面去做鉴别。感染方面，该患者在感染科已完成较多检查，包括全面的病原学检查、血二代测序，这些检查均未发现特殊证据，彩超及 CT 检查也未提示感染表现。前期已进行抗感染治疗无明显效果。若考虑是肿瘤性的发热，患者甲状腺微小癌，通常来说是不会有发热的,那么会不会有其他实体肿瘤?对于实体肿瘤和淋巴瘤方面,患者已完善常规检查,包括胸部 CT、鼻窦 CT、淋巴结彩超等,均无阳性发现。因患者经济因素及高龄,未进一步行 PET-CT、骨髓穿刺等检查,在肿瘤方面的筛查稍有欠缺。但该患者在风湿免疫检查方面发现异常,即 P-ANCA、MPO-ANCA 阳性,其发热是否为 ANCA 相关性血管炎引发?严格按照分类标准来看,该病例尚不能确诊为 ANCA 相关性血管炎,但我们应该从一个疾病的发展过程去看待。ANCA 相关性血管炎,其并非从一开始就进展为典型的表现。风湿免疫病通常以免疫学异常作为疾病的开始,随后才出现器官的损伤。该患者暂无肺部的结节,也无上呼吸道的炎症,未见尿检的异常,未进一步行肾穿刺以证实肾脏的表现。对于这样的病例,检查发现 P-ANCA、MPO-ANCA 阳性,有发热,同时又比较充分地排除了感染及肿瘤,因此我们基本上可把治疗的集中点放在免疫方面,推测其未来发展为 ANCA 相关性血管炎的机会是比较大的,而且倾向于进展为显微镜下多血管炎。

治疗上,予足量激素,即甲泼尼龙琥珀酸钠 40 mg qd,患者的发热症状及其他全身不适得到了较快的缓解。在免疫抑制剂选择方面,选择项目较多,包括利妥昔单抗、环磷酰胺、吗替麦考酚酯。经过与患者充分的沟通,其对环磷酰胺及利妥昔单抗的副作用较为担忧,因而最终选择了吗替麦考酚酯。后续门诊随访,吗替麦考酚酯逐渐加量至 1 g bid,糖皮质激素也达到了减停的目的。二联抗结核治疗在门诊随访过程停用,结核也无复发,其他方面均正常。

分享此病例的价值在于如何用发展的观点去看待 ANCA 相关性血管炎的进展,在疾病仅仅体现为免疫学异常及非特异症状、尚未出现特异性器官损害时,为是否进行药物干预,以及如何干预提供思路。

病例18 乱花渐欲迷人眼——老年男性，多系统受累，注意系统性血管炎

患者林某，男性，65岁，广东湛江人。首诊于外院，2021年8月24日就诊于我院风湿免疫科。

一、主诉

关节痛4个月，下肢红斑2个月，四肢麻木20余天。

二、现病史及相关病史

患者4个月前无明显诱因出现双膝、双踝关节疼痛，疼痛可耐受，不伴肿胀，不影响活动，无皮疹，无关节晨僵，无双手小关节肿痛，未予诊治。2个月前无明显诱因出现双踝、双足背肿胀，双下肢胫前多发红斑，伴双小腿疼痛，无双手小关节肿痛，无肢体麻木，无腰背疼痛，无口腔、外阴溃疡，无口干、眼干，无颜面红斑，无猖獗齿，无下肢跛行，无发热，无咳嗽、咳痰，无胸闷、气促，无尿急、尿痛等。患者于1个月余前就诊于当地医院，检查示 hsCRP 94.05 mg/L, LDH271.7 U/L，抗心磷脂抗体 IgM 阳性，抗风湿三项、ANA、ENA 谱、抗 CCP 抗体、RF、ANCA 均阴性。胸部正侧位片+左膝关节平片：左膝关节退行性变；胸主动脉硬化，双肺及心膈未见异常。体表包块彩超：左腓浅神经、左胫腓神经局部结节样肿大，请结合临床。关节彩超：左侧膝关节滑膜轻度增厚，考虑滑膜炎。右侧下肢动静脉彩超：右侧下肢动、静脉未见异常。腹部彩超：肝胆胰脾肾、输尿管膀胱未见异常，胆囊息肉样病变，前列腺稍大并钙化灶。当地医院予曲安西龙 12 mg qd 联合沙利度胺 50 mg qd 治疗，患者双下肢肿痛改善后出院。出院后门诊随诊并逐渐减量曲安西龙至 8 mg qd。患者自诉 20 余天前左足蚂蚁叮咬后出现左足背破溃，局部疼痛，双踝及双足背肿痛，双手食指及无名指、双足麻木明显。为进一步来我院诊治，门诊拟"结缔组织病"收住入院。发病以来，患者自诉精神、食欲可，大小便如常，体重减轻约 3 kg。

既往史：胃溃疡病史半年，现无腹部不适。否认高血压、糖尿病、心脏病病史，否认结核、伤寒、淋病等传染病及性病史。否认外伤史、手术史，否认输血史。否认药物、食物过敏史，预防接种史情况不详。吸烟50年，20支/天，无酗酒，亦无接触化学药品及刺激性气体史，无冶游史。

婚育情况：适龄婚配，生育正常，配偶及子女均体健。否认家族性遗传病、传染病、肿瘤、冠心病、高血压及糖尿病史。否认两系三代家族性遗传病史。

病史采集的重点和临床启示

患者主要症状主要表现在皮肤、肌肉关节、神经系统，涉及多个器官系统，考虑全身性、系统性病因所致。病史的询问应围绕全身各个器官系统展开以及有鉴别意义的症状等。注意以下几点：①询问全身一般情况及非特异症状，如有无发热、消瘦、乏力、关节疼痛等全身表现。②皮肤受损情况等进一步询问。重点了解有无红色斑丘疹、出血性皮疹（可为瘀点、紫癜或瘀斑）、皮肤或皮下结节、溃疡、网状青斑等。③询问骨关节受累的形式。关节受累的部位，是否为对称性，有无关节畸形，有无肌肉疼痛、肌肉乏力、骨骼肌萎缩等。④神经系统症状的进一步询问。麻木的起病诱因、发病情况、症状特点，询问有无其他感觉、运动异常，如有无深感觉异常、肌张力、运动协调性异常相关症状。有无颅神经受累表现，或者脑出血、脑梗死早期症状或后遗症表现。⑤询问有无呼吸道病变的表现，如有无哮喘、变应性鼻炎、鼻息肉、副鼻窦炎等。并注意收集各个症状的特点：病程、诱因、症状有无加重趋势、既往药物治疗效果等。⑥注意询问其他多系统损害表现，如有无心脏疾病、肾功能不全、蛋白尿、血尿、不明原因腹痛、腹泻、血便等。

经病史采集和初步分析，患者初为关节疼痛，后出现肌痛、多发下肢皮疹并破溃、四肢末端麻木感，外院予糖皮质激素治疗可改善。提示患者疾病特点为多系统性损害，考虑结缔组织病，待完善检查进一步明确诊断。

三、体格检查

患者T 36.9 ℃，P 85次/分，R 18次/分，BP 109/84 mmHg。神清，安静面容，营养一般，查体配合。全身浅表淋巴结未扪及。全身皮肤、黏膜无黄染。胸廓无畸形，双肺呼吸音清，未闻及干湿啰音；心律齐，各瓣膜听诊区未闻及杂音。腹平软，无压痛、反跳痛。双踝及双足背肿胀，轻压痛，左足背见约0.5 cm×0.5 cm溃疡，基本结痂，边界红，压痛，少量清亮液体渗出，无活动受限,无关节变形。四肢肌力、肌张力正常,生理反射存在,病理反射未引出。

体格检查的重点和临床启示

本例体格检查应重点注意:①生命体征及一般项目。尤其注意体温监测、血压监测、神志、步态等。②皮肤黏膜。注意皮疹、皮下结节、出血性皮疹(可为瘀点、紫癜或瘀斑)等。③头颅五官。尤其注意有无视力异常、视野异常、鼻咽部黏膜病变等。④心肺查体。有无哮喘的相应体征、肺实变体征、心包积液体征等。⑤腹部查体。腹部有无膨隆、血管显露,是否触及包块,有无压痛、反跳痛、腹肌紧张,有无移动性浊音,肝脾有无肿大,肠鸣音是否活跃或减弱,有无血管杂音等。⑥神经系统。有无痛觉、温觉、感觉、深感觉异常,进行肌力、肌张力、运动协调性检查,有无颅神经受累体征,有无脑出血、脑梗死早期症状或后遗症表现。

四、辅助检查

初步检查结果:

2021年7月16日外院:hsCRP 94.05 mg/L,LDH 271.7 U/L,抗心磷脂抗体IgM阳性,抗风湿三项、ANA、ENA谱、抗CCP抗体、RF、ANCA均阴性。胸部正侧位片+左膝关节平片:左膝关节退行性变;胸主动脉硬化,双肺及心膈未见异常。体表包块彩超:左腓浅神经、左胫腓神经局部结节样肿大,需结合临床。关节彩超:左侧膝关节滑膜轻度增厚,考虑滑膜炎。右侧下肢动静脉彩超:右侧下肢动、静脉未见异常。腹部彩超:肝胆胰脾肾、输尿管膀胱未见异常,胆囊息肉样病变,前列腺稍大并钙化灶。

入院后完善相关检查。血常规+网织红细胞计数:白细胞总数 11.17×10^9/L,中性粒细胞计数 7.8×10^9/L,嗜酸性粒细胞计数 0.25×10^9/L,红细胞总数 4.97×10^{12}/L,血红蛋白浓度148 g/L,平均血红蛋白浓度333 g/L,血小板计数 418×10^9/L。尿常规、大便常规未见异常。凝血功能:凝血酶原活动度141%,纤维蛋白原浓度6.11 g/L。D-二聚体0.61 μg/mL。生化:谷草转氨酶100 U/L,谷丙转氨酶305 U/L,白蛋白35 g/L,谷氨酰转肽酶84 U/L,碱性磷酸酶251 U/L,总胆汁酸35.6 μmol/L,α-L-岩藻糖苷酶48 U/L,氯97.8 mmol/L,总胆固醇5.82 mmol/L,乳酸脱氢酶288 U/L。C反应蛋白38.2 mg/L。ESR 66 mm/h。血清降钙素原0.056 ng/mL。氨基末端B型脑钠肽前体13.04 pg/mL。血气分析七项:PH7.47,氧分压66.10 mmHg,全血剩余碱

5.70 mmol/L，实际碳酸氢根 29.5 mmol/L，标准碳酸氢根 29 mmol/L。Ig 三项、甲功三项、TSPOT、CMV-DNA、EBV-DNA、乙肝两对半未见异常。狼疮四项：抗核抗体（免疫荧光）弱阳性1∶80 颗粒型。类风湿三项、ENA 谱、抗磷脂抗体、抗心磷脂抗体、ANCA 四项均阴性。

常规心电图（十二通道＋十五导联）：正常心电图。胸部螺旋 CT 平扫＋四维重建（套）：①双肺多发实性结节，炎性结节可能性大，建议定期复查（12 个月）。②双肺少量慢性炎症；③双肺下叶多发气体潴留区，考虑小气道病变所致可能性大；④主动脉硬化。心脏彩超：静息状态下，主动脉瓣反流（轻微）；左室收缩功能正常，左室舒张功能减退。双下肢动脉彩超：双侧下肢动脉轻度硬化性变，管腔未见明显狭窄，未见明显异常血流。双上肢动脉彩超：双侧锁骨下动脉、腋动脉、肱动脉、桡动脉、尺动脉内膜回声增强。肌电图：右侧腓总神经周围性损害（感觉纤维受累）。

2021 年 8 月 30 日复查血常规：白细胞总数 15.02×10^9/L，红细胞总数 4.81×10^{12}/L，血小板计数 352×10^9/L。肝功：谷草转氨酶 46 U/L，谷丙转氨酶 183 U/L，谷草与谷丙转氨酶比值 0.25，总蛋白 59.7 g/L，白蛋白 33.0 g/L，乳酸脱氢酶 265 U/L。红细胞沉降率 48 mm/h，CRP 3.9 mg/L。

辅助检查的重点和临床启示

初步检查时应着重注意：①血常规，尿常规，生化全套，ESR、CRP 和其他炎症标记物等，以了解患者基本情况。②TB-SPOT、EBV、CMV、乙肝两对半、HIV 等，以了解有无继发性病因。③自身抗体筛查。抗核抗体、ENA 谱、ANCA 四项、类风湿三项、补体等检查有利于进一步明确结缔组织病。④影像学检查及神经系统电生理检查，有利于疾病的定性和定位。

经查，患者白细胞计数、炎症指标稍高，肌酶学正常，自身抗体仅抗核抗体低滴度阳性，神经系统电生理检查提示外周神经损害。结合患者关节肌肉疼痛、下肢皮疹伴破溃等表现，提示应警惕变应性、炎症性、自身免疫性疾病。既要考虑结缔组织病，尤其是系统性血管炎的可能，也要注意排除特殊病原体如寄生虫感染，或恶性肿瘤的可能性。故进一步检查应以免疫性检查、排查感染、排查肿瘤作为重点，如有可能尽量获取组织学证据。

五、诊断

（1）结节性多动脉炎。
（2）胆囊息肉。

(3) 肝功能不全。
(4) 肺诊断性影像异常（肺结节）。

六、治疗方案及转归

入院后完善检查考虑诊断为结节性多动脉炎，予注射用甲泼尼龙琥珀酸钠 40 mg qd，并予护肝、营养神经治疗。并于 8 月 28 日予环磷酰胺 0.4 g 治疗，患者踝及足部肿痛明显缓解，四肢麻木较前改善。出院后规律门诊随诊，调整激素用量，予环磷酰胺 0.6 g q2w×6 次、环磷酰胺 0.6 g q3w×2 次，并于 12 月 30 日停用环磷酰胺，予加用吗替麦考酚酯 0.75 g bid、甲泼尼龙 8 mg qd 治疗。患者四肢麻木、下肢皮疹和溃疡未再复发。

诊治小结和思考

该病例为老年男性，主要临床表现于最近数月内出现，同时出现了关节、皮肤以及神经方面的症状。以风湿免疫科医生的角度而言，该患者这几个方面的表现不太可能为并发的孤立事件。从疾病一元论的思路分析，该患者的皮肤、关节以及神经方面的表现更可能为系统性疾病累及多器官系统。对于老年患者，除了风湿免疫性的疾病，我们应注意鉴别肿瘤相关的副肿瘤综合征以及感染，尤其是慢性、不典型病原体的感染，鉴别诊断应以上述这几方面为主。首先，应排除感染性疾病，该患者并未有发热，无呼吸、泌尿、消化道感染的症状，也无明确的流行病学史，检查方面也无支持感染的证据，因此可以排除感染病因。其次，应鉴别肿瘤，对于老年男性并多系统受累，以皮肤、关节以及神经受累为主要表现，应注意到其并非肿瘤原发性的表现，但需注意副肿瘤综合征。该患者完善内脏方面的影像学检查，并无肿瘤方面的证据，因此可排除肿瘤的可能性。

关于结缔组织病的排查，该患者除了红细胞沉降率、C 反应蛋白较高以外，并无特异性指标阳性。对于无明显发热的多系统受累且自身抗体阴性，在排除肿瘤和感染后，最应该考虑的诊断是血管炎。但该患者 ANCA 检查阴性，则应注意是否为白塞病、大动脉炎，或者结节性多动脉炎。综合各方面临床表现及检查结果，考虑结节性多动脉炎的可能性是最大的。

结节性多动脉炎目前的研究现状比较欠缺，现通用的分类标准为 1990 年美国 ACR 颁布的分类标准，其诊断的条目比较宽泛，因此诊断的敏感性和特异性不高。也提示对于不明原因的，包括皮肤的血管炎表现、关节痛、肌痛、神经病变等，其他原因无法解释的，应注意考虑结节性多动脉炎。该例病例即在范围之内。后续的治疗并无特殊之处,参考一般血管炎的原则。该病例对于年轻基层医生,主要是提供结节性多动脉炎的疾病印象,让大家对这个少见且容易误诊漏诊的疾病加深认识。

病例 19　一波三折终如愿——
难治性成人 Still 病的治疗

患者罗某，女性，22 岁，广东广州人，学生。2021 年 4 月 9 日首诊于外院，2021 年 9 月 14 日就诊于我院风湿免疫科。

一、主诉

反复发热伴皮疹、关节疼痛 5 个月余。

二、现病史及相关病史

患者 5 个月余前无明显诱因出现全身红色皮疹，部分可融合，高于皮肤表面，压之可褪色，口服抗组胺药物，症状无明显好转，未予诊治。5 个月前患者无明显诱因出现双侧踝关节、腕关节、膝关节游走性肿痛，伴咽痛、高热、寒战，体温最高 39.5 ℃，四肢散在皮疹，大小 1～2 mm，伴有瘙痒感，遂至广州某医院急诊就诊。查血常规：WBC 11.5×10^9/L。CRP 26.33 mg/L，降钙素原 0.079 ng/mL。肝功能：AST 61 U/L、ALT 95 U/L。予头孢抗感染及布洛芬对症降温治疗后，咽痛好转，但仍有反复发热，使用退热药后体温可降至正常，伴有关节游走性疼痛不适。遂再次就诊于广州某医院，门诊予复方倍他米松及醋氯芬酸缓释片治疗后，发热、皮疹、关节疼痛完全缓解。

患者于 1 个月余前无明显诱因晨起后出现眼眶红肿、疼痛，无头痛、恶心，无皮疹、关节疼痛，就诊于外院，予激素类滴眼液治疗后症状未缓解。完善双眼 MRI 增强示：①双侧泪腺肿大、双侧眼睑软组织肿胀，考虑炎性病变可能；桥脑、基底动脉前方小斑片状异常信号。②双侧下鼻甲肥大，鼻中隔偏曲。1 个月前患者出现下颌下腺肿大，伴发热，体温最高达 38.3 ℃，服用阿莫西林抗感染后，双下肢出现皮疹，并皮疹逐渐范围扩大至全身散在红斑，大小 1～2 cm，未高出表面，四肢关节处明显，伴瘙痒，遂再次于外院就诊。入院后查 ANA + ENA 谱、血管炎四项、RF、抗 CCP 抗体、血清 Ig4 均为阴性。PET-CT：①双侧颈部、甲状腺左侧叶下方及纵隔内（4L 组）见多发淋巴结增大，代谢增高，以右侧颌下区为著，考虑恶性肿瘤（淋巴瘤可能性大），但不除外淋巴结急性炎的可能，建议针对右侧颌下区或右上颈部高代谢淋巴结进行活检。②双侧腮腺、双侧锁骨上窝、双侧腋窝、纵隔内（2R组）、左侧髂总血管旁及双侧腹股沟区见淋巴结增大，代谢轻度中度增高，考虑淋巴结炎症，请结合临床除外肿瘤侵犯的可能。③双侧泪腺稍肿胀，代谢轻中度增高，考虑为炎性病变。④甲状腺双侧叶密度弥漫降低，代谢不均匀性增高，考虑为甲状腺炎症。⑤前纵隔未完全退化，脾脏反应性增生。⑥子宫腔内生理性浓聚，双侧卵巢卵泡形成伴生理性浓聚。⑦全身其他部位未见明显异常。予行淋巴结穿刺，病理示：淋巴组织增生性疾病，因活检组织少且破碎，建议取完整肿大淋巴结送检。后予行右侧颈部肿物切开术，切除淋巴结送病理，结果示（颈部Ⅱ区淋巴结、颈部Ⅰ区B区淋巴结）符合组织细胞坏死性淋巴结炎。予地塞米松5 mg、氟替卡松乳膏+氯雷他定+复方甘草酸苷止痒、抗过敏治疗后，症状缓解出院。出院后仍然反复高热，体温最高39.2 ℃，伴畏寒、寒战，心前区、背部、双下肢散在皮疹，大小1～2 mm，伴瘙痒，遂于8月30日再次外院住院，诊断为"成人Still病"。入院予甲泼尼龙80 mg qd（8月30日至9月5日），辅以抑酸护胃、补钙、护肝、人免疫球蛋白（共50g）治疗。患者自9月1日起出现左侧肩背部持续性胀痛，逐渐转移至左侧前胸部，吸气及平卧时加重，急查心电图胸片及肌钙蛋白未见异常，予NSAIDs药物及曲马多等止痛，效果差，分别予环磷酰胺0.2 g治疗（共0.4 g），诉胸痛完全缓解，但诉两肋胁腹部隐痛，尚可忍受，伴腹痛、腹胀，无恶心、呕吐等不适。查肝功ALT 232 U/L，AST 347 U/L，胰腺炎二项未见异常。停用环磷酰胺后肝酶逐渐下降，予通便治疗后腹胀、腹痛好转。9月7日复查血常规：WBC 37.34 × 10^9/L，RBC 3.08 × 10^{12}/L，Hb 88.00 g/L，PLT 360 × 10^9/L，NEUT # 35.62 × 10^9/L，LYMPH# 0.78 × 10^9/L。D-二聚体11.27 μg/mL。予甲泼尼龙0.5 g冲击治疗3天，冲击治疗期间患者诉晨起再次出现胸背持续性胀痛，以左侧前胸部为主，深呼吸及卧位时明显加重，伴额顶部新发红色皮疹，无伴瘙痒，夜间因胸痛无法平躺入睡，伴头晕、乏力，伴食欲减退，伴双下肢水肿。复查FER >32557 ng/mL，ALT 117 U/L，AST 63 U/L。冲击治疗后患者胸痛、呼吸困难症状逐渐好转，热程缩短，但仍有反复发热伴皮疹。现为进一步诊治转入我院。起病以来，患者精神、饮食及睡眠欠佳，8月30日以后体重增加约8 kg。

既往史：幼时有荨麻疹病史1个月。自诉16岁时有不明原因发热1个月，后好转。否认高血压、糖尿病、心脏病病史，否认结核、伤寒、淋病等传染病及性病史。否认外伤史、手术史，否认输血史。否认药物、食物过敏史，预防接种史情况不详。生长在当地，无烟酒嗜好，亦无接触化学药品及刺激性气体史，无冶游史。

婚育情况：未婚未育，月经周期规律，经量中等，无痛经。否认家族中有类似病患者，否认遗传病、传染病、肿瘤、冠心病、高血压及糖尿病史。否认两系三代家族性遗传病史。

病史采集的重点和临床启示

从症状上看，患者主诉为发热，伴非特异性临床症状，以皮疹、关节痛为主要表现。病史应以发热为重心，从发热的特点、发热相关病因的鉴别展开。发热的病因较多，按有无病原体侵入人体分为感染性发热和非感染性发热两大类。因患者为年轻女性，多次大剂量糖皮质激素及免疫抑制剂治疗后，患者症状改善，考虑非感染性的全身性、系统性病因所致可能性大，但仍需注意相对少见的感染性病因，并询问各系统伴随症状以及有鉴别意义的症状等。应注意以下几点：①发热症状的进一步询问。如起病时间、起病的缓急、病程、发热的程度、间歇性或持续性发热；有无畏寒、寒战、大汗；是否伴皮疹、出血、黄疸、咳嗽、咳痰、咯血、胸痛、腹痛、呕吐、腹泻、尿频、尿急、尿痛、头痛、肌肉关节痛等；有无到过疫区、传染病接触史、动物昆虫叮咬、养猫狗羊等动物接触史、食物毒物摄入、冶游史。②询问全身一般情况及非特异症状，如有无消瘦、乏力、关节肌肉疼痛等全身表现。③注意询问其他多系统损害表现，如有无皮肤黏膜病变、心肺部受累、肾功能不全、蛋白尿，不明原因腹痛、腹泻、血便等。④既往就诊时做的血常规、炎症及感染相关指标、影像学等相关检查及后续的诊疗过程，退热药、抗生素、激素等的使用情况。⑤既往疾病史、手术史、药物过敏史、家族肿瘤或自身免疫性疾病史。

经病史采集和初步分析，患者反复发热，伴明显的皮疹、关节痛，不伴有明显肺部、肠道或泌尿系感染症状，查白细胞、转氨酶、炎症指标、血清铁蛋白升高，行 PET-CT 及淋巴结切除病理检查排除了恶性肿瘤，考虑成人 Still 病诊断成立，但患者治疗效果欠佳，后续将重点讨论进一步治疗的方案。

三、体格检查

患者 T 37.8 ℃，P 107 次/分，R 23 次/分，BP 107/64 mmHg。神清，急性病容，坐位，营养一般，查体配合。颈部可触及多个肿大淋巴结，蚕豆大小，质软，无压痛，与毗邻组织无粘连。全身皮肤、黏膜无黄染，全身皮肤黏膜见斑片状红斑，部分融合，表面脱屑。胸廓无畸形，双肺呼吸音清，未闻及干湿啰音；心律齐，各瓣膜听诊区未闻及杂音。腹平软，无压痛、反跳痛。双下肢轻度水肿,左侧小腿周径 37.0 cm,右侧小腿周径 36.0 cm。四肢关节无肿胀,四肢肌力、肌张力正常。生理反射存在,病理反射未引出。

体格检查的重点和临床启示

本例体格检查应重点注意:①生命体征及一般项目。尤其注意体温监测、血压监测,神志、步态等。②皮肤黏膜。注意皮疹、皮下结节、出血性皮疹(可为瘀点、紫癜或瘀斑)等。③头颅五官。尤其注意有无视力异常、视野异常、鼻咽部黏膜病变、淋巴结肿大等。④心肺查体。有无胸腔积液、肺实变体征、心包积液体征等。⑤腹部查体。腹部有无膨隆、血管显露,是否触及包块,有无压痛、反跳痛、腹肌紧张,有无移动性浊音,肝脾有无肿大,肠鸣音是否活跃或减弱,有无血管杂音等。

本例体格检查提示多发皮疹、淋巴结肿大,且有发热、关节痛等表现,进一步提示成人 still 诊断的成立。

四、辅助检查

外院初步检查结果:

外院(4月9日)检查示血常规:WBC 11.5×10^9/L。CRP 26.33 mg/L,降钙素原 0.079 ng/mL。肝功能:AST 61 U/L,ALT 95 U/L。

外院(8月6日)检查双眼 MRI 增强示:①双侧泪腺肿大、双侧眼睑软组织肿胀,考虑炎性病变可能;桥脑、基底动脉前方小斑片状异常信号。②双侧下鼻甲肥大,鼻中隔偏曲。

外院(8月15日)检查 ANA + ENA 谱、血管炎四项、RF、抗 CCP 抗体、血清 Ig4 均为阴性。PET-CT:①双侧颈部、甲状腺左侧叶下方及纵隔内(4L 组)见多发淋巴结增大,代谢增高,以右侧颌下区为著,考虑恶性肿瘤(淋巴瘤可能性大),但不除外淋巴结急性炎的可能,建议针对右侧颌下区或右上颈部高代谢淋巴结活检。②双侧腮腺、双侧锁骨上窝、双侧腋窝、纵隔内(2R 组)、左侧髂总血管旁及双侧腹股沟区见淋巴结增大,代谢轻-中度增高,考虑淋巴结炎症,需结合临床除外肿瘤侵犯的可能。③双侧泪腺稍肿胀,代谢轻-中度增高,考虑为炎性病变。④甲状腺双侧叶密度弥漫降低,代谢不均匀性增高,考虑为甲状腺炎症。⑤前纵隔未完全退化,脾脏反应性增生。⑥子宫腔内生理性浓聚,双侧卵巢卵泡形成伴生理性浓聚。⑦全身其他部位未见明显异常。淋巴结穿刺病理示:淋巴组织增生性疾病,因活检指征少且破碎,建议取完整肿大淋巴结送检。淋巴结切除病理示:(颈部Ⅱ区淋巴结、颈部Ⅰ

区 B 区淋巴结）符合组织细胞坏死性淋巴结炎。骨髓涂片：感染性骨髓象。

外院（9月1日）查肝功：ALT 232 U/L，AST 347 U/L。胰腺炎二项未见异常。细胞因子：白细胞介素 –6 32.83 pg/mL↑，白细胞介素 –17 5.89 pg/mL↑。血清铁蛋白 19840.03 ng/mL。

外院（9月7日）复查血常规：WBC 37.34 ×10^9/L，RBC 3.08 ×10^{12}/L，Hb 88.00 g/L，PLT 360 ×10^9/L，NEUT# 35.62 ×10^9/L，LYMPH# 0.78 ×10^9/L。D – 二聚体 11.27 μg/mL。肝功：ALT 117 U/L，AST 63 U/L。血清铁蛋白 >32557 ng/mL。胸 CTA + 腹部 CT：①双肺下叶肺动脉远端分支部分显影不良，考虑肺组织膨胀不全所致，建议随访。②右肺中叶内段、下叶背段及左肺上叶下舌段小结节，考虑良性结节。③心室增大，需结合临床；心腔密度减低，提示贫血；心包少量积液较前稍吸收。④双肺多发斑片、条片影并部分小叶间隔增厚，考虑炎症合并肺水肿，较前进展，建议治疗后复查。⑤双侧胸腔积液，左侧较前增多，右侧同前，左侧斜裂少量积液较前吸收，邻近双肺下叶局部受压，膨胀不全；双侧胸部增厚。⑥脊柱轻度前凸。⑦考虑腹膜炎，纵隔、腹膜后及腹腔多发稍大淋巴结，建议进一步检查；少量盆腔积液。⑧獭尾肝；腹部及背部皮下水肿。淋巴结分子病理报告：T 细胞受体克隆基因重排检查结果为阴性。HE 形态、免疫组化及分子检测结果：病变符合（颈部）淋巴结坏死淋巴结炎，诊断淋巴瘤依据不足。

我院进一步检查结果：

入院后完善相关检查。血常规 + 网织红细胞计数：白细胞总数 19.51 ×10^9/L，红细胞总数 2.85 ×10^{12}/L，血红蛋白浓度 81.00 g/L，淋巴细胞百分率 0.0730。尿常规、大便常规未见异常。生化全套：谷草转氨酶 71 U/L，谷丙转氨酶 68 U/L，总蛋白 59.1 g/L，白蛋白 22.6 g/L，球蛋白 36.5 g/L，谷氨酰转肽酶 104 U/L，碱性磷酸酶 178 U/L，胆碱酯酶 2780 U/L，血清前白蛋白 84 mg/L，肌酐（酶法）24.0 μmol/L，高密度脂蛋白胆固醇 0.56 mmol/L，乳酸脱氢酶 1238 U/L，血清总补体 69 U/mL，C 反应蛋白 202.7 mg/L。红细胞沉降率 76 mm/h。降钙素原检测 0.224 ng/mL。凝血四项：凝血酶原时间 16.5 s，凝血酶原活动度 65%，纤维蛋白原浓度 4.44 g/L，活化部分凝血活酶时间 50.2 s，D – 二聚体 10.86 μg/mL。血播八项：乙肝病毒表面抗体阳性，乙肝病毒 c 抗体阳性。氨基末端 B 型脑钠肽前体 621.9 pg/mL。抗核抗体、ENA 谱、ANCA 四项均阴性。心脏彩超示：少 – 中等量心包积液。

9月22日复查血常规 + 网织红细胞计数：白细胞总数 22.11 ×10^9/L，红细胞总数 2.77 ×10^{12}/L，血红蛋白浓度 78.00 g/L，红细胞压积 0.2340，血小板计数 387 ×10^9/L，中性粒细胞百分率 0.9280，嗜酸性粒细胞百分率 0.0010，未成熟粒细胞百分率0.1270，淋巴细胞绝对值0.59×10^9/L，中性粒细胞绝对值20.51×10^9/L，单核细胞绝对值0.93×10^9/L。生化全套：谷草转氨酶57 U/L，谷丙转氨酶42 U/L，白蛋白32.7 g/L，球蛋白35.6 g/L，乳酸脱氢酶1156 U/L，C反应蛋白135.5 mg/L。红细胞沉降率76 mm/h。血浆D-二聚体测定：15.68 μg/mL。血清铁蛋白23154.5 ng/mL。

9月30日复查血常规+网织红细胞计数：白细胞总数23.03×10^9/L，红细胞总数3.36×10^{12}/L，血小板计数279×10^9/L，中性粒细胞绝对值20.88×10^9/L。肾功八项+肝功五项+LDH：谷草转氨酶227 U/L，谷丙转氨酶113 U/L，乳酸脱氢酶1863 U/L，C反应蛋白16.9 mg/L。红细胞沉降率52 mm/h。血浆D-二聚体>20.00 μg/mL。胸部CT平扫及增强：双侧胸腔积液基本吸收，双肺炎症较前好转，左侧肺组织已复张；心包中量积液，较前增多，心腔密度减低，提示贫血可能；双肺多发小结节，考虑炎性结节可能性大；双侧腋窝及颈根部多发稍大淋巴结，基本同前；CTA未见明显肺栓塞征象。

10月3日复查血常规+网织红细胞计数：白细胞总数20.51×10^9/L，红细胞总数2.99×10^{12}/L，血红蛋白浓度80.00 g/L，血小板计数173×10^9/L，中性粒细胞绝对值17.54×10^9/L。肝功五项+生化十项：谷草转氨酶190 U/L，谷丙转氨酶134 U/L，白蛋白34.9 g/L，C反应蛋白11.6 mg/L。红细胞沉降率15 mm/h。

辅助检查的重点和临床启示

初步检查时应着重注意：①血常规，尿常规，生化全套，ESR、CRP和其他炎症标记物等，以了解患者基本情况。②自身抗体的筛查，包括抗核抗体、ENA谱、类风湿三项、ANCA四项等，以进一步排查自身免疫性疾病。③影像学检查、淋巴结切除病理、骨髓穿刺活检等，有利于了解疾病受累的器官及严重程度。④治疗期间监测血常规、肝功肾功、炎症标记物、血清铁蛋白等指标，以了解病情的演变，及时发现严重并发症。

经查，患者反复出现白细胞计数、转氨酶、炎症标记物、血清铁蛋白升高，伴有贫血、低蛋白血症等非特异性指标降低。无嗜酸性粒细胞计数升高，肌酶学正常，影像学检查提示多发淋巴结肿大，进一步行骨髓穿刺及淋巴结切除，其病理未提示血液系统及恶性肿瘤病变。患者入院后经调整治疗药物，复查白细胞、转氨酶及炎症标记物逐渐下降，考虑治疗有效。

五、诊断

(1) 成人 Still 病。
(2) 坏死性淋巴结炎。
(3) 肺炎。
(4) 药物性肝损害。
(5) 低蛋白血症。
(6) 心包积液。
(7) 胸腔积液。

六、治疗方案及转归

入院后予左氧氟沙星（2021 年 9 月 14 日至 2021 年 9 月 23 日）、抗组胺、护肝、止咳祛痰、纠正低蛋白血症及利尿、消肿治疗。并先后予甲泼尼龙 40 mg bid→40 mg 8a, 30 mg 8p→30 mg bid→30 mg 8a, 20 mg 8p 至出院；巴瑞替尼 2 mg qd→4 mg qd→2 mg bid；甲氨蝶呤片 10 mg qw 治疗；并予抗炎、解热镇痛、抑酸护胃、预防骨质疏松治疗。

入院期间发作胸痛 3 次，程度及持续时间较既往减轻。完善胸部 CTA 未见肺栓塞征象。考虑 D-二聚体明显升高，加用阿司匹林抗血小板治疗。

经治疗后患者皮疹、关节痛症状改善，炎症指标逐渐下降，但体温仍有波动，遂停用巴瑞替尼、甲氨蝶呤，予托珠单抗 400 mg once 静脉滴注治疗，复查炎症指标较前进一步下降，体温维持正常 7 天，予甲泼尼龙片 20 mg qd、洛索洛芬钠 60 mg tid 及补钙、护胃药带药出院。出院后规律门诊随诊，并予托珠单抗 400 mg 治疗。后改甲泼尼龙 12 mg qd、吗替麦考酚酯 0.5 g bid，患者发热、皮疹、胸痛、关节痛未再发作。

2022 年 3 月 22 日复查血常规：白细胞总数 9.4×10^9/L，血红蛋白 124 g/L，血小板计数 246×10^9/L，中性粒细胞绝对值 5.26×10^9/L。肾功八项+肝功五项+LDH：谷草转氨酶 17 U/L，谷丙转氨酶 13 U/L，C 反应蛋白 0.1 mg/L。红细胞沉降率 2 mm/h。血清铁蛋白 24 ng/mL。患者定期间隔 4～6 周复查，激素逐渐减量为甲泼尼龙 2 mg qd，6 月起停用托珠单抗，改为托法替布 5 mg bid，以及吗替麦考酚酯 0.5 g bid 维持治疗。2022 年 8 月 5 日复查血常规、CRP、ESR、血清铁蛋白未见异常，患者无明显关节痛，无发热，精神、胃纳等一般情况如常。

诊治小结和思考

这个病例是病情相对复杂、治疗较为周折的成人 Still 病，表现在患者的器官受损非常的广泛，对常规治疗如大剂量激素、丙种球蛋白及免疫抑制剂治疗反应不佳，缓解时间更长。

诊断上，该患者发热、关节痛、皮疹，白细胞和血清铁蛋白非常高；症状上，跟成人 Still 病非常符合。排除诊断方面做得较为充分，尤其是血液病、实体肿瘤和淋巴瘤的排查，进行了骨髓穿刺、骨髓活检、流式细胞检测、基因重排和 PET-CT，在反复验证之下，坚定排除了肿瘤可能性。

在明确诊断之后，我们对患者病情总体的感受，就是整体炎症反应强烈。体现在以下几点：白细胞明显升高，炎症指标如 ESR、C 反应蛋白、血清铁蛋白、血清乳酸脱氢酶明显升高，有多系统的受损，包括多浆膜腔积液、肝功能损伤以及心脏受累的表现，这些都是患者重症的体现。患者的治疗初期反应也不太理想，在外院已经经历了积极的免疫抑制治疗，包括大剂量激素以及丙种球蛋白冲击治疗，但是患者体温并没有实质性的下降，炎症指标也没有明显的改善。接诊后我们对这个患者进行了很多前沿治疗药物的尝试，这也给我们对于难治性成人 Still 病的治疗方案，积累了较好的经验。

在明确排除淋巴瘤及血液系统疾病以后，我们先尝试使用巴瑞替尼治疗。巴瑞替尼是一种 JAK 抑制剂，可以阻断 IL-6、TNF 以及其他很多致炎细胞因子的作用途径，在初始用上的时候，患者体温确实有一定的下降。但是很快患者的体温又再度反弹，而且也出现了一定的肝损伤，提示疾病还没有得到控制。这时候要求我们必须做出方案调整。

在文献报道中，难治性成人 Still 病的治疗药物包括 TNF 抑制剂、IL-6 抑制剂、JAK 抑制剂以至利妥昔单抗，都可以作为治疗的候选。我们已经试用了巴瑞替尼是无效的，那么接下来我们需要选一种对炎症因子风暴相关的疾病效果更好的药物。托珠单抗在控制炎症因子风暴方面是具有优势的，首先，IL-6 在促炎方面是一个比较核心的细胞因子；其次，托珠单抗在炎症风暴相关疾病（如肿瘤）的免疫治疗中所导致的免疫不良反应方面是推荐的。因此我们选用了托珠单抗作为该患者下一步的治疗。剂量参考文献报道，初期是每 2 周 1 次 8 mg/kg，在炎症得到初步控制后，把托珠单抗减量为每 4 周 1 次 8 mg/kg；同时结合激素和吗替麦考酚酯。患者的病情得到了很好的改善，而且随访过程中没有再出现明显的反弹现象，激素在炎症控制后开始减量。7 个月后为了减少患者注射的不便，停用托珠单抗，改为托法替布（另一种 JAK 抑制剂），联合小剂量激素以及吗替麦考酚酯。

病例19 一波三折终如愿——难治性成人Still病的治疗

回顾此病例的整个治疗过程,我们积累了对难治性成人Still病使用新的治疗药物的宝贵经验,尤其是生物制剂方面的治疗经验。托珠单抗比JAK抑制剂可能会更好地控制成人Still病的炎症反应,在后续的一些难治性或反复复发的成人Still病例诊治中,多次使用托珠单抗进行治疗,均取得良好反应。

病例20　锲而不舍，十三载关节畸形终确诊

患者谢某，女性，21岁，广东广州人。2016年2月29日就诊于我院风湿免疫科。

一、主诉

反复多关节肿痛伴掌指关节畸形13年余。

二、现病史及相关病史

患者13年余前开始出现双侧掌指关节疼痛，伴关节畸形，不能伸直，伴全身多发关节疼痛，阴雨天气疼痛明显，可自行缓解，反复发作，伴双上肢散在皮疹，双眼视力进行性下降。为进一步诊治遂至我院门诊就诊，门诊拟"关节痛"收入我科。患者自起病以来，无发热、盗汗，无咳嗽、咳痰，无咯血、呼吸困难，无皮肤、黏膜黄染，无胸闷、心悸，无味觉、听力改变，无明显眼干、口干。起病以来精神、胃纳、睡眠可，大小便无明显异常，体重无明显变化。

既往史：患者剖宫产1次，否认高血压、糖尿病、冠心病等慢性疾病史，否认肝炎、肺结核等慢性传染性疾病史，否认外伤史，否认食物、药物过敏史，否认输血史，否认按计划免疫接种史。否认吸烟、饮酒史，否认冶游史。

个人家族史：父母亲均健在，姐姐、弟弟均有关节畸形、肿痛、皮疹、视力下降等表现，否认传染病、肿瘤、冠心病、高血压病史及糖尿病史。

病史采集的重点和临床启示

从症状上看，患者主要症状为皮疹、关节痛伴关节畸形、视力下降，应考虑全身性、系统性病因所致，病史的询问应围绕全身各个器官系统展开，同时询问各系统伴随症状以及有鉴别意义的症状等。且病患为年轻女性，儿童期起病，伴多个直系家属类似表现。应注意遗传性疾病、罕见病。询问时注意以下几点：①询问全身一般情况及非特异症状。有无发热、消瘦、乏力、关节疼痛等全身表现。②进一步询问皮肤表现。重点了解有无红色斑丘疹、出血性皮疹

（可为瘀点、紫癜或瘀斑）、皮肤或皮下结节、网状青斑、眶周红斑等。③进一步询问骨关节表现。有无肌肉疼痛、关节肿痛、骨骼肌萎缩等。④神经系统症状的进一步询问。除外视力进行性下降，有无感觉、运动异常，有无深感觉异常、肌张力、运动协调性异常相关症状，如足下垂、麻木、浅感觉减退等。有无颅神经受累表现，或者脑出血、脑梗死早期症状或后遗症表现。⑤注意询问其他多系统损害表现，如有无心脏疾病、肾功能不全、蛋白尿，不明原因腹痛、腹泻、血便等。

三、体格检查

患者神清，对答切题，计算力、定向力正常，双上肢皮肤见散在皮疹，余皮肤、黏膜颜色正常。浅表淋巴结未触及肿大。双肺呼吸音清，未闻及干湿啰音。心律齐，各瓣膜听诊区未闻及病理性杂音。腹平软，全腹无压痛、反跳痛，未扪及包块，移动性浊音阴性，肠鸣音正常。双下肢无水肿。双侧掌指关节屈曲畸形，活动受限，余关节未见异常，活动无受限。

体格检查的重点和临床启示

本例体格检查应重点注意：①生命体征及一般项目。尤其注意体温、血压监测，神志、步态等。②皮肤黏膜。注意皮疹、皮下结节、出血性皮疹（可为瘀点、紫癜或瘀斑）等。③头颅五官。尤其注意有无视力异常、视野异常、鼻咽部黏膜病变等。④心肺查体。有无哮喘的相应体征、肺实变体征、心包积液体征等。⑤腹部查体。腹部有无膨隆、血管显露，是否触及包块，有无压痛、反跳痛、腹肌紧张，有无移动性浊音，肝脾有无肿大，肠鸣音是否活跃或减弱，有无血管杂音等。⑥神经系统。有无痛觉、温觉、感觉、深感觉异常，肌力、肌张力、运动协调性检查，有无颅神经受累体征，有无脑出血、脑梗死早期症状或后遗症表现。

本例体格检查进一步明确了皮疹、关节畸形，且患者同时有视力下降、家族史，提示应警惕自身免疫性、自身炎症性疾病。

四、辅助检查

初步检查结果：

我院血常规：白细胞总数 $5.410 \times 10^9/L$，血红蛋白浓度 104 g/L。尿常规、大便常规、生化全套、超敏 CRP、ESR、凝血功能、肿瘤三项均未见明显异常。风湿二项、类风湿四项、ENA 谱十四项、ANA 均阴性。

　　胸片、心电图、肝胆脾胰＋双肾输尿管膀胱＋子宫彩超附件彩超均未见明显异常。心脏彩超示：三尖瓣反流（轻度），左室收缩功能正常。眼科会诊后考虑：①葡萄膜炎。②并发性白内障。③青光眼术后。双眼及附属器彩超：双眼晶体混浊（以左眼为著）；双眼玻璃体内未见异常回声，视网膜未见脱离，球后未见异常回声。双腕关节正位：双手 2～5 指近侧指间关节呈屈曲改变，关节间隙观察欠佳，关节面可见骨质侵蚀破坏；双侧桡腕关节、腕骨间关节、腕掌关节及掌指关节部分关节间隙变窄，部分关节面可见骨质破坏，病变以左侧腕关节明显，左侧部分腕骨及尺桡骨远端形态异常，可见骨质侵蚀破坏；双手腕周围软组织肿胀，左腕关节明显。

　　进一步检查结果：

　　由于患者姐姐及弟弟均有类似的多关节畸形、早年视力严重下降、皮疹等表现，考虑可能是家族性遗传病，遂对患者全家族进行实地探访。经查实，患者姐姐及弟弟均有早年多关节滑膜炎、皮疹、视力受损，目前均有多关节破坏、视力严重受损，考虑与患者为同一疾病；患者母亲患有轻度双腕关节炎，患者女儿 8 个月龄，也有全身密集分布的淡红色丘疹，考虑为可疑病例。对患者全家族进行血样采集并进行外显子测序，发现所有患者及两位疑似患者均在 NOD2 基因第四外显子 1000 位碱基发现一已报道的错义突变 C－>T，经过比对发现该碱基变异导致 334 位氨基酸 Arg－>Trp 改变；家族中另外三个健康表现个体均未检测到 NOD2 基因任何变异。从基因层面证实患者为 Blau 综合征（图1、图2）。

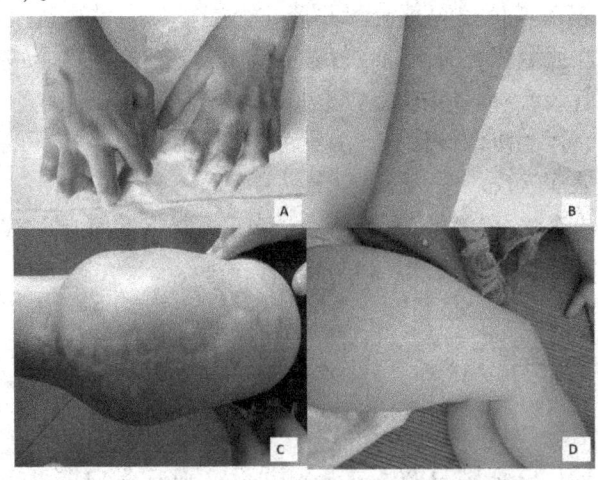

A. 患者手部关节炎及畸形。B. 患者前臂部皮疹。C. 患者大姐膝关节炎，于 10 年前接受滑膜切除术；D. 患者女儿，8 个月龄女婴，四肢遍布细小红色皮疹。

图 1　进一步检查

病例20 锲而不舍，十三载关节畸形终确诊

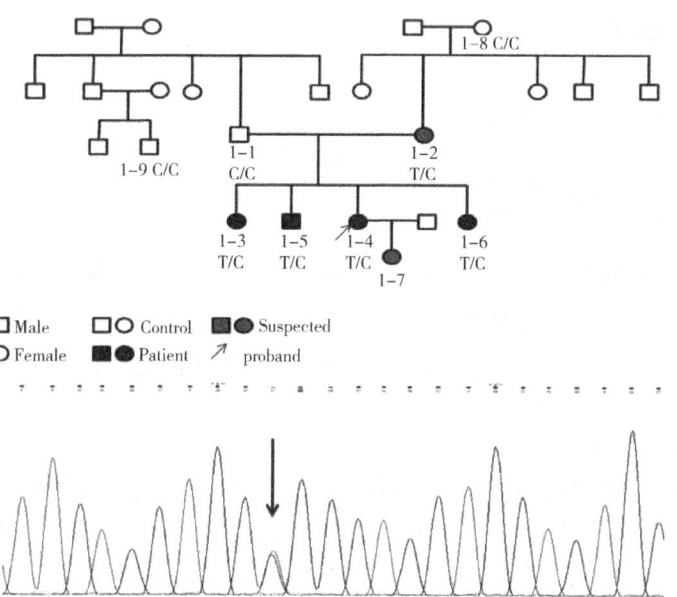

测序结果显示NOD2第四外显子突变，仅在患者与疑似患者出现，而健康个体未发现。

图2 患者家系测序结果

辅助检查的重点和临床启示

初步检查时应着重注意：①血常规，尿常规，生化全套，ESR、CRP和其他炎症标记物等，以了解患者基本情况。②自身抗体筛查，包括抗核抗体、ENA谱、抗磷脂抗体、ANCA四项等，以排查自身免疫性疾病。③眼底及头颅影像学检查，以了解视力进行性下降的病因及严重程度。④影像学检查，包括胸部CT、心脏彩超、肝胆脾胰+双肾输尿管膀胱+子宫附件彩超等检查，以明确各个器官系统受累情况。

经查，患者炎症标记物、自身抗体均未见异常；眼科会诊提示葡萄膜炎、白内障；关节X片见多发关节及骨质破坏。考虑病患为年轻女性，儿童期起病，伴多个直系家属类似表现，遗传性疾病可能性大，故进一步完善遗传病全外显子组测序以鉴别诊断。

五、诊断

Blau 综合征（伴葡萄膜炎并发白内障）

六、治疗方案及转归

入院后予泼尼松 10 mg qd、甲氨蝶呤 10 mg qw、塞来昔布 0.2g qd 及补钙、护胃治疗，患者关节痛症状改善。泼尼松减量为 5 mg qd，其他药物维持，患者炎症指标保持正常，关节形态保持，未出现新发关节病变。

诊治小结和思考

该病例是家族遗传位点鉴定层面确定的 Blau 综合征的病例，曾经投稿广东省风湿年会疑难病例报道，是一个非常完整的病例。分享该病例的目的，首先在于展示 Blau 综合征的整体特点，其次是总结遇到类似病例时为何会想到 Blau 综合征的可能性。

该患者的表现主要为多关节肿痛伴畸形十余年，儿童期起病，且在起病初便出现了多关节的畸形。从临床特点来看，幼年起病的多关节炎，诊断的思路以鉴别儿童特发性关节炎的各种类型为主。然而认真审视该患者的病例特点，发现其有较多方面不符合常规。首先，关节表现方面，患者四肢关节畸形多年，初看起来类似类风湿关节炎，然而该患者整个病程当中，其炎症指标如 ESR、CRP，却长期居于正常范围内。该患者的关节破坏、畸形，以一种进行性的方式在发展。一般的幼年特发性关节炎的关节破坏进展特点，通常是关节经历了炎症、侵蚀破坏，随后才出现各种强直畸形，然而患者的炎症表现与关节破坏进程似乎不太关联。其次，患者有非常明显的关节外表现，即眼部病变。患者存在早发且反复的葡萄膜炎，进而出现视力严重下降。葡萄膜炎大多数情况下是一种免疫介导的眼部病变，倘若说患者的葡萄膜炎是一个独立的疾病，则该病例等同于同时有两种免疫性疾病，这不符合一元论的思考方式。最后是患者的家族史，患者的姐姐和弟弟都有关节畸形、关节肿痛、视力下降，以及皮疹表现。综合以上三个特点，很容易往家族遗传性疾病方面考虑。为什么会考虑到 Blau 综合征呢？根据《内科疾病鉴别诊断学》，在幼年发病的多关节炎伴反复葡萄膜炎并存在家族史的病例中，Blau 综合征就是一种常见的需要考虑的疾病。利用基因测序的方式，确定了该患者在 Blau 综合征的致病基因的一个致病位点上出现了突变，明确了诊断。在此分享该病例旨在提高对

Blau 综合征的认识，在遇到一些类似的病种时，能够想到这个疾病，并且做出正确的思考。

病例 21　卿非黛玉，缘何弱柳扶风——年轻女性，反复活动后胸痛气促

患者郑某，女性，30 岁，黑龙江省齐齐哈尔市人，职员。2020 年 5 月 4 日就诊于我院心血管内科，后联合风湿免疫科诊治。

一、主诉

反复活动后胸痛 1 年，加重伴气促 5 天。

二、现病史及相关病史

患者 1 年前无明显诱因出现胸痛，多于体力活动后出现，爬 3 层楼即觉胸骨后压迫感，伴有胸闷、气促，多次反复发作，休息后可好转，患者未予重视。患者 5 天前无明显诱因出现饮水后呛咳，剧烈咳嗽后觉胸痛症状加重，伴有背部疼痛，持续数分钟，可自行缓解，后上述症状进行性加重，持续时间可至半小时以上，伴有气促、呼吸困难，无发热，无明显咳嗽、咳痰，无腹痛、腹胀，无皮疹、关节痛等不适。后来我院就诊，查心电图提示窦性心动过速，ST-T 改变，cTnI、NT-proBNP 升高。完善胸部 CT 提示：双肺多发结节，CTA 示主动脉管壁明显增厚，内壁不光滑，动脉炎待排。现为求进一步明确诊断及治疗收入我科。患者起病以来，自觉精神、食欲差，大小便无明显异常，体重无改变。

既往史：患者否认高血压、糖尿病、冠心病等慢性疾病史，否认肝炎、肺结核等慢性传染性疾病史，否认重大手术、外伤史，否认食物、药物过敏史，否认输血史，否认按计划免疫接种史，否认吸烟饮酒史。

婚育情况：已婚，有 1 子，配偶及儿子均体健。否认家族史。

病史采集的重点和临床启示

从症状上看，患者主要表现为反复胸痛，病史的询问应围绕胸痛展开。同时患者为青年女性，无心血管疾病相关危险因素，需注意全身性、系统性病因所致，故也应询问各系统伴随症状以及有鉴别意义的症状等。应注意以下几

病例21 卿非黛玉，缘何弱柳扶风——年轻女性，反复活动后胸痛气促

点：①胸痛的进一步询问。胸痛的部位、位置是否固定、疼痛有无向他处放射、疼痛的性质、疼痛的持续时间、疼痛发生的诱因、加重与缓解因素。②询问全身一般情况及非特异症状，如有无发热、消瘦、乏力等全身表现。③询问有无皮肤症状。重点了解有无红色斑丘疹、出血性皮疹（可为瘀点、紫癜或瘀斑）、皮肤或皮下结节、网状青斑、皮肤溃疡等。④询问有无骨关节表现。有无肌肉疼痛、关节肿痛、骨骼肌萎缩等。⑤注意询问其他多系统损害表现，如有无晕厥、视力模糊、心脏疾病、肺部受累、肾功能不全、蛋白尿，不明原因腹痛、腹泻、血便、下肢间歇性跛行等。

经病史采集和初步分析，患者胸痛症状考虑为血管受损所致，且病患为青年女性，否认心血管疾病相关危险因素，需注意有无高凝状态以及血管病变的可能。

三、体格检查

患者 T 36.8 ℃，P 110 次/分，R 18 次/分，BP 127/99 mmHg。半卧位，神志清楚。口唇红润，可见颈动脉搏动，无颈动脉杂音。颈静脉充盈。肝颈静脉回流征阴性。双肺呼吸音清晰，可闻及湿啰音。心前区平坦，心尖搏动位于第五肋间左锁骨中线内侧 0.5～1.0 cm，搏动增强；无心前区抬举性心尖搏动，无心前区震颤，无心包摩擦感；心浊音界情况正常；心率 110 次/分，心律齐，第一心音及第二心音增强，未闻及额外心音，无心包摩擦音。右侧桡动脉未扪及搏动。肝右肋缘下情况未触及，腹部血管杂音无。双下肢无水肿，双足背动脉搏动情况正常。

体格检查的重点和临床启示

本例体格检查应重点注意：① 生命体征及一般项目。尤其注意体温监测、血压监测，神志、步态等。②皮肤黏膜。注意皮疹、皮下结节、出血性皮疹（可为瘀点、紫癜或瘀斑）等。③头颅五官。尤其注意有无视力异常、视野异常、鼻咽部黏膜病变等。④心肺查体。有无哮喘的相应体征、肺实变体征、心包积液体征、四肢血管搏动减弱或消失等。⑤腹部查体。腹部有无膨隆、血管显露，是否触及包块，有无压痛、反跳痛、腹肌紧张，有无移动性浊音，肝脾有无肿大，肠鸣音是否活跃或减弱，有无血管杂音等。⑥神经系统。有无痛觉、温觉、感觉、深感觉异常，肌力、肌张力、运动协调性检查，有无颅神经受累体征，有无脑出血、脑梗死早期症状或后遗症表现。

本例体格检查进一步判断胸痛表现为血管病变所致，且有右侧桡动脉搏动

消失，结合患者发病年龄，提示应警惕自身免疫性疾病。

四、辅助检查

初步检查结果：

我院胸部 CT 提示：①双肺多发结节，怀疑炎性或肿瘤，建议定期复查（6～12 个月）。②双肺炎症，双侧少量胸腔积液。③少量心包积液。④纵隔多发肿大淋巴结。⑤主动脉瓣钙化灶。⑥主动脉壁硬化。⑦CTA 示主动脉管壁明显增厚，内壁不光滑，考虑动脉炎，建议进一步检查。

进一步检查结果：

入院后完善相关检查。血气分析八项：二氧化碳分压 31.800 mmHg，钠离子浓度 134.000 mmol/L，钾离子浓度 2.800 mmol/L，钙离子浓度 1.070 mmol/L。心梗三项快速定量检测：肌钙蛋白 I 0.100 ng/mL，肌红蛋白 <20.000 ng/mL。氨基末端 B 型脑钠肽前体：14300 pg/mL。体液免疫：免疫球蛋白 G 32.160 g/L，免疫球蛋白 A 4.100 g/L，C 反应蛋白 23.5 mg/L，血清总补体 69 U/mL。红细胞沉降率 64 mm/h。凝血四项：纤维蛋白原浓度 5.660 g/L，活化部分凝血活酶时间 40.600 s。血常规、尿常规、肝肾功未见明显异常。

狼疮四项（ANA，dsDNA 抗体，补体 C1q，抗 Sm）：抗核抗体阳性 1∶320 颗粒型。ENA 谱十四项：抗 SSA 阳性，抗 SSB 阳性。类风湿因子、抗 DNA 酶 B 抗体、抗磷脂抗体、ANCA 四项均阴性。

7 月 14 日复查血常规：白细胞总数 10.03×10^9/L，中性粒细胞绝对值 8.3×10^9/L。B 型钠尿肽测定：48.7 pg/mL。CRP、ESR 无异常。

冠脉造影所见：右优势型，左主干从主动脉开口即闭塞，血流 TIMI 0 级狭窄，右冠状动脉管腔粗大，未见明显血管狭窄，血流 TIMI 3 级，可见向 LAD 发出 2 级侧支。行非选择性升主动脉造影，可见左主干开口闭塞，左锁骨下动脉近段完全闭塞。头部 CT 平扫+增强扫描+CTA：头颅内 CT 未见明显异常，头颅 CTA 未见明显异常。中腹部 CTA：腹主动脉、肠系膜上动脉、腹腔干、右肾动脉起始处多发血管管壁增厚，管腔狭窄，考虑动脉炎改变可能，并中上腹多发侧支循环，需结合临床；脾稍大，副脾（1 枚）。双肾彩超示：右肾动脉起始段可见高速湍流，右肾内动脉血流频谱波形异常，考虑右肾动脉狭窄可能性大；左肾动脉血流未见明显异常；双肾大小、形态、内部回声超声检查未见明显异常；双侧输尿管未见明显扩张；膀胱超声检查未见明显异常。双下肢彩超示：双侧下肢动脉未见明显狭窄，血流未见明显异常。双上肢

病例21 卿非黛玉，缘何弱柳扶风——年轻女性，反复活动后胸痛气促

彩超示：右侧桡动脉未见明显血流信号显示，注意血栓形成可能；右锁骨下动脉、腋动脉、肱动脉、尺动脉血流未见明显异常；左侧上肢动脉血流频谱异常，注意锁骨下动脉起始段狭窄可能。心脏彩超：静息状态下，左房、左室稍大；主动脉瓣反流（轻-中度），二尖瓣反流（轻-中度），三尖瓣反流（轻-中度）；肺动脉高压（轻-中度）；左室收缩功能减低；心包积液（少量）。左冠状动脉主干显示不清（图1）。动态心电图：①窦性心律。②ST-T改变。③心率变异性正常。

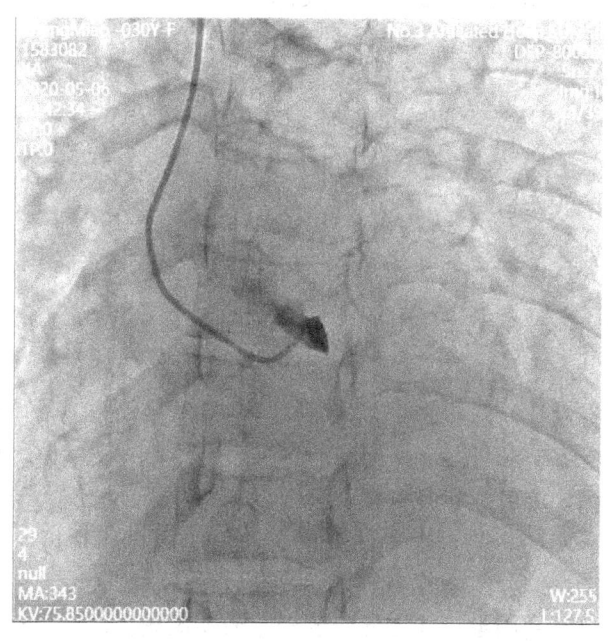

图1　左冠状动脉主干显示不清

辅助检查的重点和临床启示

初步检查时应着重注意：①血常规，尿常规，生化全套，ESR、CRP和其他炎症标记物等，以了解患者基本情况。②自身抗体筛查，包括抗核抗体、ENA谱、抗磷脂抗体、ANCA四项，以进一步筛查自身免疫性疾病。③影像学检查，包括各个器官系统、血管成像检查，以了解病变受累的范围及严重程度。

经查，患者多项检查有阳性发现，其中炎症标记物、氨基末端B型脑钠肽前体升高，影像学检查见多发血管病变，累及冠状动脉、胸腹主动脉、肠系

膜上动脉、肾动脉、桡动脉等大血管。以上结果提示系统性血管炎，结合患者发病年龄，考虑多发下大动脉炎。故进一步检查应以免疫性检查、明确病变范围及严重程度作为重点，必要时获取组织学证据。

五、诊断

（1）多发性大动脉炎。
（2）冠状动脉闭塞（左主干开口处）。
（3）锁骨下动脉闭塞（左侧）。
（4）肾动脉狭窄。
（5）急性心肌梗死（非ST段抬高型）。
（6）充血性心力衰竭。
（7）心功能Ⅳ级。
（8）肺部感染。

六、治疗方案及转归

入院后予行冠状动脉造影＋非选择性升主动脉造影术，造影提示左主干开口闭塞，左锁骨下动脉近段完全闭塞，进一步完善检查示右肾动脉狭窄、锁骨下动脉狭窄。综合患者症状及检查结果考虑多发性大动脉炎，予注射用甲泼尼龙琥珀酸钠40 mg qd、吗替麦考酚酯0.5 g bid、阿司匹林抗血小板、控制血压、调脂、利尿、护胃、营养心肌等治疗，患者症状改善。出院后规律风湿免疫科随诊，调整激素用量，并增加吗替麦考酚酯剂量至1.5 g bid。

患者于8月20日返院入住介入科复查。胸部CTA：双肺少许慢性炎症，较前明显吸收；原双肺多发结节、双侧少量胸腔积液基本吸收；少量心包积液较前吸收，积液量减少；主动脉壁硬化；主动脉瓣钙化灶；主动脉管壁明显增厚，内壁不光滑，左侧锁骨下动脉近端局部闭塞；以上所见，不除外动脉炎所致，建议进一步检查。中腹CTA：腹主动脉、肠系膜上动脉、腹腔干、右肾动脉起始处多发病变（管壁增厚、管腔狭窄），动脉炎待排；胰十二指肠动脉前/后弓曲张代偿，肠系膜上动脉-肠系膜下动脉间侧支（曲张）代偿，胸廓内动脉-肝动脉间侧支（曲张）代偿，腹膜后多发侧支小动脉代偿；左肾结石；左肾囊肿；慢性胆囊炎；脾稍大，小副脾。核素肾显像：右肾灌注、功能重度受损；左肾灌注、功能正常，考虑功能性梗阻可能。后在局麻下行腹主动脉、主动脉弓、右肾动脉、左锁骨下动脉造影术，拟行右肾动脉及左锁骨下动

病例21 卿非黛玉，缘何弱柳扶风——年轻女性，反复活动后胸痛气促

脉成形术未成功。出院后继续糖皮质激素联合吗替麦考酚酯治疗，并予控制心率、降压调脂等治疗，规律风湿免疫科随诊。2021年12月复查动脉彩超示：左侧锁骨下动脉起始段闭塞，左侧椎动脉血流反向，考虑锁骨下动脉盗血综合征可能性大；右侧桡动脉显示不清；右肾偏小，右肾动脉主干显示不清。心脏彩超示：EF值68%，左室收缩和舒张功能正常。六分钟步行距离479 m。患者后续仍在风湿免疫科门诊继续随访，免疫抑制药物目前为强的松5 mg qd、吗替麦考酚酯0.5 g bid维持中，炎症指标保持正常。

诊治小结和思考

该病患在心血管内科就诊，住院以及主要的介入治疗都是在心血管内科完成，但主要的免疫治疗是由风湿免疫科主导。该患者就诊原因在于其出现了明显的活动后气促、胸痛。首先考虑的是心血管方面问题，在心血管内科门诊检查发现窦性心动过速，心电图ST-T和心肌酶谱改变，因而收入心血管内科。因病情较重，合并明显心力衰竭后转入CCU，并紧急行介入手术。患者胸部CTA及冠脉造影均发现患者的胸部血管明显异常，包括主动脉的管壁增厚、内壁不光滑，冠脉造影显示左主干的闭塞，导致了大面积的心梗，甚至合并了心衰的症状。进一步胸腹腔CTA显示腹主动脉、肠系膜动脉、腹腔干、肾动脉多处的血管管壁增厚以及管腔狭窄。上述这些情况很容易想到动脉炎，因而请风湿免疫科会诊。

回顾病史，可发现该患者是一个典型的大动脉炎病例。该患者实际在1年前已经出现活动后的胸痛，这已经是出现了大动脉炎的表现，然而患者并未在意，也未考虑进一步诊治。其他的辅助检查无明显特殊，红细胞沉降率、C反应蛋白这些炎症指标是明显升高的，自身抗体也有一些中等滴度的阳性，包括抗核抗体1∶320，抗SSA、抗SSB抗体阳性。但是干燥综合征不会出现广泛的动脉的病变，因此这些抗体阳性跟其动脉病变无相关性。综合起来可诊断为大动脉炎。

在治疗上，除了介入手术、抗凝治疗以外，免疫治疗主要是使用足量的激素和吗替麦考酚酯，长期门诊随访下来，患者病情控制良好。风湿免疫科门诊随诊中，激素逐渐减量到每天1粒，吗替麦考酚酯在初期的诱导缓解之后，也是逐步减到0.5 g bid维持治疗。因此次就诊出现大面积心梗，后续该病患的心功能部分受损，但日常活动无受限。

大动脉炎如果首诊于风湿免疫专科，其得到正确诊断并非难事，但很多时候患者并不是首诊于风湿免疫科，而是血管外科或心血管内科，或因肠系膜动脉受累而首诊于消化内科，或累及肾动脉而首诊于肾内科。那么在这些科室，

如果发现动脉的广泛受累，有炎症指标升高，动脉管壁增厚、管腔狭窄、内膜不平等情况，要注意请风湿免疫科会诊。

病例22 看似寻常最崎岖——年轻男性，反复多关节痛伴腰臀痛

患者钟某，男性，27岁，广东汕尾人，自由职业者。2016年10月19日就诊于我院风湿免疫科。

一、主诉

反复多关节痛20年，腰臀疼痛2个月。

二、现病史及相关病史

患者20年前无明显诱因出现双膝关节肿痛，伴局部皮温高，伴行走困难，无晨僵，无发热、乏力，无皮疹、脱发，于私人诊所就诊，考虑"风湿病"，予药物治疗1周（具体不详），症状好转。后出现双肘关节肿痛，性质同前，2~7天可自行缓解，双肘关节肿痛每年发作1次，双膝关节肿痛每年发作1~2次。后觉右肘关节伸直受限，未予重视及治疗。患者2个月前无明显诱因出现腰背、右臀部疼痛，伴夜间痛，活动困难，于当地医院就诊，考虑"强直性脊柱炎"，予抗炎等治疗半月（具体不详），症状稍好转出院。患者2周前再发腰部、臀部、大腿根部疼痛，伴行走困难，夜间疼痛加重，活动或休息后疼痛无明显改善，不伴晨僵，否认眼炎、足后跟痛，否认发热、盗汗，否认皮疹、脱发等不适。现为进一步诊治入住我院。患者自发病以来，无尿频、尿急、尿痛，无腹痛、腹泻，无双下肢水肿，精神食欲可，睡眠欠佳，二便如常，体重未见明显变化。

既往史：患者既往体健，否认高血压、糖尿病、冠心病等慢性疾病史，否认肝炎、肺结核等慢性传染性疾病史，否认重大手术、外伤史，否认食物、药物过敏史，有输血史，否认按计划免疫接种史。否认吸烟饮酒史。

婚育情况：未婚未育，否认家族史。

病史采集的重点和临床启示

从症状上看，患者主要症状主要表现在骨骼关节疼痛，累及膝关节、肘关

节、髋关节及腰背部，呈对称性、间断发作，运动或休息疼痛无明显改善。病史的询问应围绕关节痛展开，询问疼痛性质、发作时间、加重或缓解因素以及持续时间，有无关节外伴随症状。应注意以下几点：①关节痛症状的进一步询问。询问关节痛的发作诱因、症状特点，关节痛随时间演变的过程，相应的治疗和治疗后病情的变化等。②询问全身一般情况及非特异症状，如有无发热、消瘦、乏力等全身表现。③询问有无皮肤症状。重点了解有无红色斑丘疹、出血性皮疹（可为瘀点、紫癜或瘀斑），皮肤或皮下结节、网状青斑、眶周红斑等。④询问有无其他肌肉骨骼受累表现。有无肌肉疼痛、肌无力、骨骼肌萎缩等。⑤注意询问其他多系统损害表现，如有无呼吸道症状、心脏疾病、脑血管意外、肾功能不全、蛋白尿，不明原因腹痛、腹泻、血便等。⑥有无其他感染的危险因素、过敏史、关节损伤史、家族史等。

经病史采集和初步分析，患者以多关节痛表现为主，无感染危险因素，考虑非感染性病因可能性大。

三、体格检查

患者 T 36.6 ℃，P 79 次/分，R 18 次/分，BP 123/75 mmHg。神志清楚，皮肤黏膜无皮疹、黄染、出血点，浅表淋巴结未触及肿大。双肺呼吸音轻，心律齐，未闻及杂音。腹平软，无压痛、反跳痛，肠鸣音 4 次/分。右侧近髂前上棘处可扪及小突起，边界清，质韧，无压痛。脊柱生理弯曲变直，腰椎侧弯受限，枕墙距 8 cm，指地距 0 cm，schober 试验 5 cm，胸廓活动度 3 cm，右侧"4"字征（+），髋关节活动可；双膝关节活动伴骨摩擦感，无压痛、肿胀；右肘关节背伸受限，无压痛。双下肢无水肿。

体格检查的重点和临床启示

本例体格检查应重点注意：①生命体征及一般项目。体温监测、血压监测，神志、步态等。②皮肤黏膜。注意皮疹、皮下结节、出血性皮疹（可为瘀点、紫癜或瘀斑）等。③头颅五官。有无视力异常、视野异常、鼻咽部黏膜病变等。④心肺查体。有无哮喘的相应体征、肺实变体征、心包积液体征等。⑤腹部查体。腹部有无膨隆、血管显露，是否触及包块、压痛、反跳痛、腹肌紧张，有无移动性浊音，肝脾有无肿大，肠鸣音是否活跃或减弱，有无血管杂音等。⑥神经系统。有无痛觉、温觉、感觉、深感觉异常，肌力、肌张力、运动协调性检查。有无颅神经受累体征。

本例体格检查进一步证实多关节受累，未见关节外受累体征，无发热、肌力减退等表现，提示非感染性关节炎可能性大。

四、辅助检查

初步检查结果：

入院后完善相关检查。血常规：中性粒细胞绝对值 6.760×10^9/L。生化全套：钾 3.41 mmol/L，糖 3.150 mmol/L，尿酸 440.7 μmol/L。凝血四项：纤维蛋白原浓度 4.910 g/L，活化部分凝血酶时间 109.7 s（28～40 s）。CRP、ESR、心电图、胸片未见明显异常。

人类白细胞抗原 B27 测定、狼疮三项、APS 三项、ENA 谱、抗磷脂抗体、类风湿四项及风湿二项均阴性。

肘关节右侧正侧位片：右肘关节对位稍差，关节间隙变窄，关节面毛糙，部分骨质增生，周围软组织肿胀。双膝关节正侧位片：双侧股骨远端及胫骨平台、髌骨关节面毛糙，可见虫蚀样骨质侵蚀破坏，并关节面下骨质硬化、毛糙，双下关节间隙变窄，周围软组织明显肿胀，以左膝显著。腰椎正侧位片+骶髂关节正位片+双斜位片：腰椎及双侧骶髂关节骨质未见明确异常。彩超其他：右侧髂腰肌内见一混合回声团，大小约 80 mm×59 mm，边界清楚，内部回声紊乱，可见不规则密集低回声区，CDFI：混合回声团内未见明显血流信号。骶髂关节（骨盆）MRI 平扫+增强：①右侧髂腰肌病变，考虑血肿可能性大，积液复查。②双侧骶髂关节、双髋关节未见水肿性炎症改变（图 1、图 2）。关节彩超：双侧膝关节少量积液并滑膜广泛增厚，骨质破坏，以左膝关节为著，需结合临床；双侧髌腱、股四头肌腱超声检查未见明显异常。肝、胆、脾胰+双肾、输尿管、膀胱、前列腺、精囊腺彩超：肝脏超声检查未见明显异常；胆囊超声检查未见明显异常；肝内外胆管未见扩张；胰腺超声检查未见明显异常；脾脏超声检查未见明显异常；双肾超声检查未见明显异常；双侧输尿管未见扩张；膀胱超声检查未见明显异常，前列腺不大；双侧精囊超声检查未见明显异常。

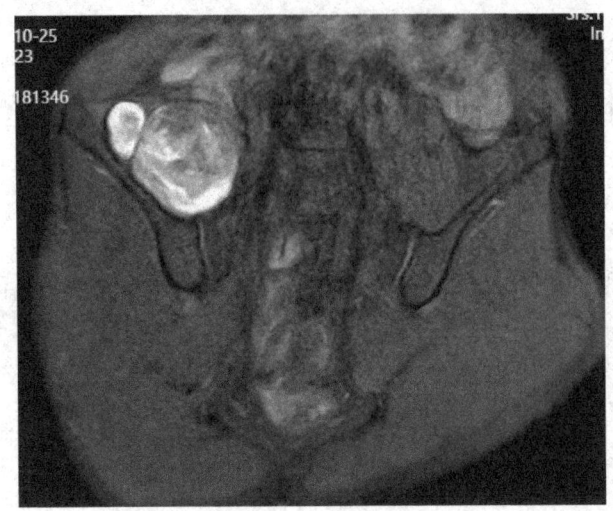

图1　骶髂关节 MRI 提示右侧髂腰肌血肿（1）

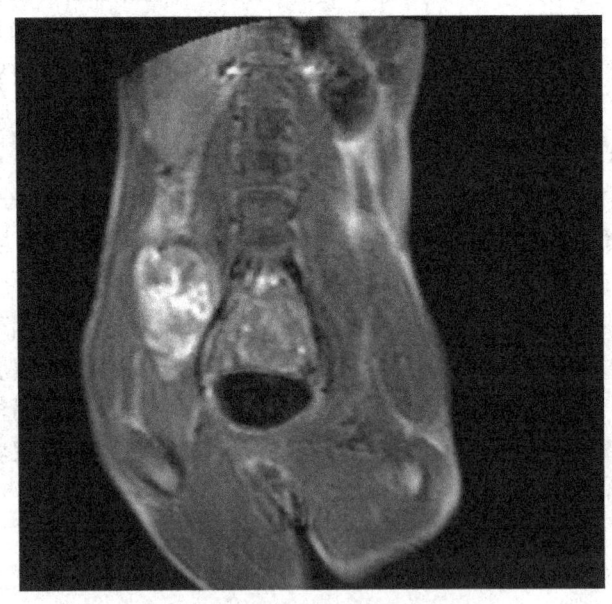

图2　骶髂关节 MRI 提示右侧髂腰肌血肿（2）

进一步检查结果：

外送凝血因子检查：凝血因子Ⅷ活性测定 0.80%，凝血因子 XI 活性测定 67%，蛋白 S 测定 37.1%（参考值 60%～130%），蛋白 C 测定 101.1%（参考值70%～140%），抗凝血酶Ⅲ 90.8%（参考值75%～125%）。

辅助检查的重点和临床启示

检查时应着重注意：①血常规，尿常规，生化全套，ESR、CRP和其他炎症标记物等，以了解患者基本情况。②受累关节影像学检查，有利于明确关节病变的性质及特点。③自身抗体检测，有利于对多关节炎的病因进一步分类。

经查，患者多项检查有阳性发现，其中凝血功能多项指标异常，伴右侧髂腰肌血肿。关节影像学检查见多发关节破坏，关节间隙变窄，而CRP、ESR等炎症指标未见升高，相关自身抗体如HLA-B27、类风湿四项等指标均阴性。不排除多关节痛与凝血相关。故进一步检查应以凝血功能作为重点。

五、诊断

血友病性关节炎。

六、治疗方案及转归

入院后予止痛、护胃、输注血浆及冷沉淀治疗。患者诉关节痛较前轻，后患者转至外院行血友病治疗。

诊治小结和思考

这是一个非常有意思的病例，其最终诊断和最初的判断大相径庭。患者27岁男性，20年前即儿童期开始起病，主要表现是四肢反复发作的多关节肿痛，刚开始累及双膝关节、双肘关节，并逐渐出现关节活动受限。在此次就诊之前2个月出现腰背痛和右臀部痛。既往的就诊也多数是以风湿病来进行诊治，但因无规范的诊疗，所以治疗效果欠佳，出现了多个关节的活动受限，主要是膝关节和肘关节。其他关节外的表现并不明显，比如像全身症状、皮肤表现、胃肠道、眼部病变，这些都没有受累的表现。体格检查方面，发现膝关节、肘关节以及髋关节有活动受限。

首先，初步怀疑幼年特发性关节炎多关节炎型，然而结合辅助检查，患者常规、生化检查并无明显问题，且该病患HLA-B27阴性，红细胞沉降率、C反应蛋白正常，自身抗体也都是阴性的，并不完全符合幼年特发性关节炎的诊断。其次，入院检查发现凝血功能的APTT显著延长，影像学方面，X线可见多个关节的骨质侵蚀破坏，但骶髂关节的X线未见明显异常。后续的检查也提供了新的思路，骶髂关节磁共振显示右侧髂腰肌位置存在一个较大的血肿，彩超也证实这是一个血肿。该患者为何无缘无故出现此血肿，考虑患者并未做任何的局部穿刺操作，且患者的血小板正常，原因之一可考虑凝血功能障碍，APTT 延长两倍多也提供了凝血功能障碍的支持点。进一步完善凝血因子活性的检查，送检第三方检测发现Ⅷ因子明显降低。后续请血液内科专科会诊，即诊断为血友病（Ⅷ因子缺乏），患者因此至血液专科进一步治疗。

该病例提示，哪怕看起来各方面都符合风湿免疫病，我们也不能够放过常规检查当中任何蛛丝马迹的异常。这也说明风湿免疫科的入院常规检查，其实每一项都有其潜在的意义，包括凝血功能的检查，并不是只有做侵入性操作的患者才需要，有的时候可为诊断思路提供重要的提示。

病例 23 命悬一线——免疫不良反应致重症心肌炎

患者林某，男性，57 岁，广东揭阳人。2022 年 4 月 11 日于我院 ICU 住院治疗，后经 ICU、心血管内科、CCU、肿瘤内科和风湿免疫科联合诊治。

一、主诉

咳嗽 2 个月，发现肌酶升高 1 周。

二、现病史及相关病史

患者 2 个月前无明显诱因下出现咳嗽，以干咳为主，无咳痰，无畏寒、发热等症状，后干咳症状逐渐加重，遂于外院就诊，查全身 PET-CT 提示：①左侧胸腔多发占位性病变，代谢较活跃，考虑恶性病变，前纵隔来源恶性肿瘤（胸腺瘤）并左侧胸腔转移可能性大，需与弥漫性胸膜间皮瘤鉴别；左侧胸腔少量积液。②左肺膨胀不全，双肺散在纤维增值灶。③横结肠近脾曲处局部代谢活跃灶，腺瘤、息肉与生理性摄取鉴别，前者可能性大；乙状结肠管壁稍增厚，代谢活跃，生理性摄取与炎性病变鉴别；以上建议结合临床及内镜检查。④额窦、筛窦及双侧上额窦慢性炎症；双颈Ⅱ区数个小淋巴结，代谢略活跃，考虑炎性反应性增生。遂于 1 个月前行活检病理示鳞状细胞癌，考虑肺、胸腺及其他来源可能。外院诊断为"肺鳞癌并胸腔多发转移"，遂予化疗，并予白蛋白紫杉醇 400 mg + 卡铂 400 mg。后续以免疫联合化疗，并予替雷利珠单抗 200 mg + 白蛋白紫杉醇 400 mg + 卡铂 400 mg。化疗过程顺利。患者 1 周前复查发现肌酶升高，CK 5436 U/L，CK-MB 252 U/L，LDH 1048 U/L，遂至当地医院住院治疗，予丙球 20 g 冲击、注射用甲泼尼龙琥珀酸钠 120 mg qd 治疗。现患者为进一步诊治，遂至我院，拟"肺恶性肿瘤、免疫相关性不良反应（心肌毒性、肌炎）"收入我院 ICU 进一步监护治疗。患者自起病以来，精神、睡眠一般，解烂便，小便正常，近 1 年体重下降 10 kg。

既往史：患者乙型肝炎 2 个月余，规律服用恩替卡韦 1 片 qd 治疗。否认高血压、糖尿病、冠心病等慢性疾病史，否认肺结核、伤寒等传染性疾病史，否认手术史，否认重大外伤史，否认输血史，预防免疫接种史不详，否认食物、药物过敏史。生长在原籍，未到过疫区。吸烟30+年史，每日半包，现已戒烟1个月；否认饮酒史，无接触化学药品及刺激性气体史，否认冶游史。

婚育情况：已婚已育，配偶及子女均体健。否认家族中有类似病患者，否认遗传病史、传染病史、肿瘤史、冠心病及糖尿病史。否认两系三代家族性遗传病史。

病史采集的重点和临床启示

患者确诊肺鳞状细胞癌伴多发转移，经化疗及检查点抑制剂免疫治疗（替雷利珠单抗）治疗2周后出现肌酶升高，需注意药物相关不良反应以及免疫相关不良事件，应询问肌肉受累相关症状，并询问各系统伴随症状以及有鉴别意义的症状等。注意以下几点：①肌肉骨骼症状的进一步询问。有无肌肉疼痛、肌无力；以近段肌肉或远端积累受累为主，是否呈对称性；是否伴有关节肿痛、骨骼肌萎缩等症状；外院经糖皮质激素及丙球治疗后有无改善。②询问全身一般情况及非特异症状，如有无发热、消瘦、乏力等全身表现。③询问有无皮肤症状。重点了解有无红色斑丘疹、出血性皮疹（可为瘀点、紫癜或瘀斑）、皮肤或皮下结节、网状青斑、眶周红斑等。④注意询问其他多系统损害表现，如有无头晕头痛、畏光、视物模糊、咽痛、咳嗽咳痰、呼吸困难、胸闷心慌、腹痛腹泻、血便、肾功能不全、蛋白尿等。

经病史采集和初步分析，患者化疗后以肌酶升高为主要表现，伴乏力不适、体重下降，提示患者为免疫相关不良事件可能性大，需进一步完善检查以明确，并评估器官系统受累范围。

三、体格检查

患者T 36.0 ℃，P 81次/分，R 22次/分，BP 142/101 mmHg。意识清楚，查体合作，对答切题，计算力正常，定向力正常。全身皮肤、巩膜无黄染，肢端温暖。颈软，无抵抗，双侧瞳孔等大等圆，直径约3 mm，对光反射迟钝。双肺呼吸音稍弱，双肺未闻及干湿啰音。心音有力，律齐，心率81次/分，无心包摩擦音。腹软，无压痛及反跳痛。肝脾肋下未及，肝区双肾区无叩痛，腹部移动性浊音阴性。肠鸣音正常。颜面、四肢未见水肿。无肌肉压痛，四肢肌力4级，肌张力正常。

体格检查的重点和临床启示

本例体格检查应重点注意：①生命体征及一般项目。尤其注意体温监测、血压监测、神志、步态等。②皮肤黏膜。注意皮疹、皮下结节、出血性皮疹（可为瘀点、紫癜或瘀斑）等。③肌肉骨骼查体。有无关节压痛、肿胀、活动受限；有无肌肉压痛，四肢肌力、肌力是否对称，肌张力是否正常。④头颅五官。尤其注意有无视力异常、视野异常、鼻咽部黏膜病变等。⑤心肺查体。有无咳嗽咳痰、胸腔积液体征、肺实变体征、心包积液体征等。⑥腹部查体。腹部有无膨隆、血管显露，是否触及包块，有无压痛、反跳痛、腹肌紧张，有无移动性浊音，肝脾有无肿大，肠鸣音是否活跃或减弱，有无血管杂音等。⑦神经系统。有无痛觉、温觉、感觉、深感觉异常，有无颅神经受累体征。

本例体格检查进一步明确肌肉受累情况，其他器官系统未见明显受损。

四、辅助检查

初步检查结果：

2022年2月外院查全身PET-CT提示：①左侧胸腔多发占位性病变，代谢较活跃，考虑恶性病变；前纵隔来源恶性肿瘤（胸腺瘤）并左侧胸腔转移可能性大，需与弥漫性胸膜间皮瘤鉴别；左侧胸腔少量积液。②左肺膨胀不全，双肺散在纤维增值灶。③横结肠近脾曲处局部代谢活跃灶，腺瘤、息肉与生理性摄取鉴别，前者可能性大；乙状结肠管壁稍增厚，代谢活跃，生理性摄取与炎性病变鉴别；以上建议结合临床及内镜检查。④额窦、筛窦及双侧上颌窦慢性炎症；双颈Ⅱ区数个小淋巴结，代谢略活跃，考虑炎性反应性增生。肺占位活检病理示鳞状细胞癌，考虑肺、胸腺及其他来源可能。

2022年4月10日外院查CK 5436 U/L，CK-MB 252 U/L，LDH 1048 U/L。

2022年4月11日我院急查胸部CT：①既往"左肺癌化疗后"，肿块累及前纵隔、心包；左侧胸膜多发转移；需结合临床及旧片，必要时CT增强复查。②双肺少许炎症，右侧胸腔少量积液。③左侧第5、6肋及右侧5、6、7肋高密度影，性质待定，需随诊。④扫及肝内多发低密度灶，性质待定。（图1）

入院后完善相关检查：

2022年4月11日血气分析：FIO_2 29.0%，PH 7.434，PO_2 110.0 mmHg。血常规：WBC 9.71×10^9/L，Hb 138 g/L。生化+肝功：AST 582 U/L，ALT 318 U/L，Na 136 mmol/L，CL 98.4 mmol/L，Ca 1.90 mmol/L，GLU 7.78 mmol/L，CHOL 6.90 mmol/L，HDL-C 2.15 mmol/L，LDL-C 3.82 mmol/L。凝血：APTT 27.3 s，D-二聚体 2.48 μg/mL。心肌酶：AST 489 U/L，CK 2525 U/L，CK-MB 109 U/L，LDH 1002 U/L，HBDH 891 U/L，HFABP 127.5 ng/mL。心梗三

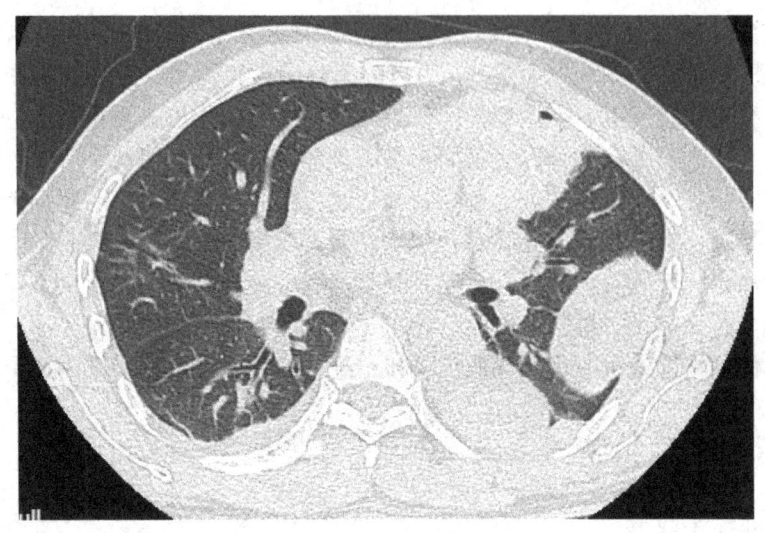

图1 胸部CT：左肺癌术后，累及前纵隔及心包，胸膜多发转移

项：CK-MB 293.00 ng/mL，Myo >900 ng/mL，TnI 2.30 ng/mL。肿瘤三项：FER 519.35 ng/mL。肝炎系列1：HbsAg >250 IU/mL，HbeAg 40.175 IU/mL，HbcAb >10.0 IU/mL；HbV-DNA测定 2.65E+005 IU/mL；NT-proBNP 851.00 pg/mL。甲功七项、皮质醇、促肾上腺皮质激素、降钙素原、CRP、T-SPOT.TB未见异常。抗核抗体、ANCA四项、ENA谱十四项均阴性。

床边心脏彩超：EF72%。腹部泌尿系彩超：肝内多发实性占位病变，不排除肝转移瘤可能，建议增强影像学进一步检查。胆囊超声检查未见明显异常，肝内外胆管未见扩张。胰腺超声检查未见明显异常。脾脏超声检查未见明显异常。双肾超声检查未见明显异常。双侧输尿管未见明显扩张。膀胱充盈欠佳，膀胱显示欠清。

2022年4月16日血气分析：Na^+ 127.00 mmol/L，Cl^- 93.00 mmol/L，PCO_2 46.00 mmHg，Glu 12.30 mmol/L，PO_2 107.00 mmHg，Lac 3.10 mmol/L，BE（B）4.50 mmol/L，HCO_3^- 29.10 mmol/L。血常规：WBC 15.35 $\times 10^9$/L，Hb 151 g/L，PLT 157 $\times 10^9$/L，NEUT% 0.9670，LYMPH% 0.0260，NEUT# 14.84 $\times 10^9$/L，LYMPH# 0.40 $\times 10^9$/L。生化+肝功：AST 367 U/L，ALT 361 U/L，ALB 29.1 g/L，GLB 37.6 g/L，Na 128 mmol/L，Cl 93.0 mmol/L。PRO-BNP 2134 pg/mL。心梗三项：Myo >900.0 ng/mL，CK-MB 270.0 ng/mL，TnI 3.800 ng/mL。痰培养：卡他莫拉菌。

心电图显示Ⅲ度房室传导阻滞。胸部CT示：①左肺癌化疗后，左肺上叶肿块较前变化不大，累及前纵隔、心包；左侧胸膜多发转移，较前变化不大。②双肺少许炎症，较前变化不大。③心包少量积液。④左侧第5、6肋及右侧5、6、7肋高密度灶，同前，建议定期复查。⑤扫及肝内多发低密度灶，同前，建议腹部增强CT/MRI进一步检查。

2022年4月19日血气分析 PO_2 67.9 mmHg，cNa^+ 120.0 mmol/L，cCl^- 84.0 mmol/L，cGlu 11.6 mmol/L，cLac 3.9 mmol/L。血常规：WBC 16.36 × 10^9/L，NEUT% 88.00%，NEUT# 14.39 × 10^9/L，LYMPH# 0.72 × 10^9/L，MONO# 1.23 × 10^9/L。肝功+生化：AST 218 U/L，ALT 290 U/L，ALB 29.3 g/L，Na 121 mmol/L，Cl 84.2 mmol/L。心梗三项：Myo >900.0 ng/mL，CK-MB 258.0 ng/mL，TnI 1.100 ng/mL。NT-proBNP 2950 pg/mL。降钙素原0.099 ng/mL。彩超心脏：静息状态下，主动脉瓣反流（轻微），三尖瓣反流（轻度）；肺动脉高压（轻-中度）；左室收缩功能正常。

4月21日血气分析：pH 7.111，PCO_2 113.0 mmHg。无创呼吸机辅助通气后复查血气分析 K^+ 4.20 mmol/L，FIO_2 61.00%，PH 7.38，PCO_2 54.90 mmHg，PO_2 73.30 mmHg，Lac 1.30 mmol/L。

4月23日血气分析：pH 7.522，氧分压108.0 mmHg，全血剩余碱10.9 mmol/L，钾4.0 mmol/L，乳酸1.5 mmol/L，吸氧浓度61.0%，二氧化碳分压41.2 mmHg。血常规：白细胞总数 12.98 × 10^9/L，红细胞总数 3.83 × 10^{12}/L，血红蛋白浓度115 g/L，红细胞压积0.343，血小板计数 122 × 10^9/L。凝血功能：凝血酶原时间13.6 s，凝血酶原活动度96%，凝血酶原标准化比值1.02，纤维蛋白原浓度2.15 g/L，活化部分凝血活酶时间30.5 s，D-二聚体4.32 μg/mL。生化+肝功：谷草转氨酶126 U/L，谷丙转氨酶115 U/L，白蛋白29.0 g/L，球蛋白28.9 g/L，钾4.17 mmol/L，肌酐（酶法）45.0 μmol/L，磷酸肌酸激酶1082 U/L，乳酸脱氢酶518 U/L。心梗三项：肌钙蛋白Ⅰ 0.68 ng/mL，肌红蛋白 >900 ng/mL，肌酸激酶同工酶131.0 ng/mL。C反应蛋白2.3 mg/L。炎症二项：白介素613.13 pg/mL，血清降钙素原检测0.126 ng/mL。

2022年4月26日血气分析：PH 7.464，氧分压164.0 mmHg，吸氧浓度40.0%，二氧化碳分压46.9 mmHg。血常规：白细胞总数 8.71 × 10^9/L，红细胞总数 3.96 × 10^{12}/L，血红蛋白浓度122 g/L，红细胞压积0.359，血小板计数 85 × 10^9/L。凝血功能：凝血酶原时间13.4 s，凝血酶原活动度99%，凝血酶原标准化比值1.00，纤维蛋白原浓度1.64 g/L，D-二聚体：2.53 μg/mL。肝功：谷草转氨酶65 U/L，谷丙转氨酶115 U/L，白蛋白29.1 g/L。肌红蛋白798.20 ng/mL。床边X片：①左上肺中外带及左肺门肿块，较前稍缩小，建议进一步胸部 CT 检查。②双下肺少许炎症，较前稍吸收。③左侧膈面及肋膈角模糊，考虑胸膜粘连与少量胸腔积液相鉴别。

2022 年 4 月 30 日血气分析：pH 7.643，氧分压 162.0 mmHg，全血剩余碱 11.8 mmol/L，实际碳酸氢根 32.7 mmol/L，乳酸 1.1 mmol/L，二氧化碳分压 30.2 mmHg。血常规：白细胞 12.16×10^9/L，血红蛋白 110 g/L，中性粒细胞百分率 0.9300。肝功：谷草转氨酶 49 U/L，谷丙转氨酶 54 U/L，白蛋白 29.7 g/L。心梗三项：肌钙蛋白 I 0.10 ng/mL，肌红蛋白 703 ng/mL，肌酸激酶同工酶 52.0 ng/mL。心肌酶谱：磷酸肌酸激酶 210 U/L，磷酸肌酸激酶同工酶 29 U/L，乳酸脱氢酶 255 U/L。B 型钠尿肽前体：998.0 pg/mL。

辅助检查的重点和临床启示

初步检查时应着重注意：①血常规，尿常规，生化全套，ESR、CRP 和其他炎症标记物等，以了解患者基本情况。②肌肉受累相关检测，如肌酶、肌红蛋白、谷草转氨酶等。③其他器官系统受累证据，如肝肾功、甲功、胸部 CT、心脏彩超等，有利于评估疾病的严重程度。

经查，患者多项检查有阳性发现，以肌酶、肌红蛋白、NT-proBNP 升高为主，而甲功、肾功未见明显异常。自身抗体检测均阴性，提示检查点抑制剂免疫治疗相关不良事件累及肌肉。

五、诊断

（1）免疫相关不良反应［急性心肌炎（irAE），Ⅲ度房室传导阻滞，频发性室性期前收缩、心功能Ⅲ级、肌炎、急性呼吸衰竭］。

（2）左肺恶性肿瘤（鳞状细胞癌）（胸腔继发恶性肿瘤，肝部继发性恶性肿瘤，纵隔继发性恶性肿瘤，心包继发恶性肿瘤）。

（3）肺部感染。

（4）慢性乙型病毒性肝炎。

六、治疗方案及转归

入院后予告病重、心电监护、记 24 小时出入量、双鼻导管吸氧、无创呼吸机辅助呼吸，留置中心静脉置管，予注射用甲泼尼龙琥珀酸钠并逐渐减量、丙种球蛋白 5～10 g/d、吗替麦考酚酯酯 0.5 g bid 免疫抑制、阿巴西普 125 mg 皮下注射、血浆置换、长春新碱（2 mg biw）抗肿瘤，辅以护胃、护肝、抗乙肝病毒、营养心肌、抗心衰、纠正电解质紊乱、复方磺胺甲噁唑片 2#qid 治疗。

患者于 4 月 15 日发作心前区不适，伴少许咳嗽咳痰，心率波动在 35～55 次/分，未见明显窦性心律，心电图显示三度房室传导阻滞。予行心脏临时起搏器植入术。

患者于 4 月 21 日患者出现呼之不应。查体：血压 57/30 mmHg，心率 69 次/分，SPO_2 96%。肢端厥冷，双侧瞳孔 4 mm，等大等圆，对光反射迟钝，四肢瘫软，压眶无反应，双侧巴彬斯基征未引出。急查血气示 2 型呼吸衰竭，予无创呼吸机、多巴胺及去甲肾上腺素治疗后患者血压逐渐上升，意识改善。复查示肌酸激酶、转氨酶等指标较前明显改善。后患者反复出现发热，考虑"重症肺炎"，先后予行气管插管、气管切开术治疗，经抗感染治疗后患者肺炎改善，但术后多次尝试脱机失败，予转至外院继续住院治疗。

诊治小结和思考

该患者是一位 57 岁男性，通过全身 PET-CT 以及病理活检可确定原发病为肺鳞状细胞癌。其既往无风湿免疫病的基础，入院后包括各项自身抗体、肌炎抗体谱均阴性。患者使用肿瘤免疫治疗，替雷利珠单抗联合化疗，治疗 1 个月即出现肌酸激酶的显著升高。首先要鉴别的是激酶升高与肿瘤相关，还是与肿瘤免疫治疗相关。由于炎症性肌病有相当一部分是继发于恶性肿瘤的，因此当恶性肿瘤患者出现肌酶升高时，必须要鉴别风湿免疫科的炎症性肌病。但该病例症状特点是发病急，无明显的肌无力表现，自身抗体谱检查均为阴性。因此要注意是否为药物相关的免疫不良反应。鉴别是否属于药物不良反应，一般遵循以下原则：时间上有无先后的相关性，能否通过机制方面去解释，停药后能否好转，重新用药后是否会再次出现相关症状，以及是否有其他病因可解释。该病患症状较重，即使停药之后器官损伤仍然在持续，且患者现有情况不允许其再使用此药物治疗。但从时间先后、机制的演变和既往的证据来看，都是符合药物相关不良反应的。

免疫相关不良反应是近几年逐渐增多的一类疾病，主要是由 PD-1 和 CTLA-4 单克隆抗体在肿瘤治疗当中的广泛使用激发的一大类疾病。主要的发病原因源于免疫检查点被抑制之后，导致患者的免疫功能被明显放大，引发的免疫反应在杀伤肿瘤细胞的同时，也对自身的器官和系统造成了一些过度的损伤。根据严重程度可分为轻、中、重以及危这四级不良反应。其累及的器官系统也是多种多样，可以累及全身的所有器官，包括皮肤、黏膜、肌肉、关节、各个内脏器官系统。该病患以肌酶升高为主要表现，临床医生第一反应是肌损伤，但应注意除外肌肉损伤，是否还合并了心脏受累，倘若累及心脏，其预后通常较差。该患者转入后发现其心脏受累的证据，并出现相关的临床表现，主要表现为三度房室传导阻滞，以及明显的心功能下降，检查也发现包括心梗三项在内数值显著升高，彩超发现瓣膜反流、肺动脉高压，这进一步提示心脏受累，并立即予临时起搏器植入治疗。

  对于免疫相关不良反应的治疗，现并无统一明确的治疗方案。对于病情较重，危及生命，我们应尽可能使用一切可能有效的治疗手段，包括大剂量激素冲击、长春新碱、血浆置换、大剂量丙种球蛋白，以及免疫抑制剂治疗。免疫相关不良反应所导致的这个发病过程，同风湿免疫病的免疫风暴存在相似。在具体用药方面，免疫制剂（如吗替麦考酚酯、环磷酰胺、环孢素等）及生物制剂（如IL-6抑制剂、TNF抑制剂、阿巴西普等）起怎样的作用以及如何使用，目前是一个值得探索的领域。该患者后续的治疗反应并不理想，我们的经验是，对于肌酶快速升高的患者，应尽早发现心脏受累情况，尽早干预。这一类患者，未来可能会持续增多，希望风湿免疫科医生能够在免疫相关不良反应治疗中发挥自己的优势，尤其是对于激素、免疫抑制剂的使用，与其他学科更好地共同管理这一类疾病。

病例 24　拿什么拯救你，脆弱的胰腺——狼疮性重症胰腺炎

患者钟某，女性，20岁，安徽六安市人，学生，首诊于我院感染科，后由风湿免疫科、消化内科、肝外 ICU 联合查房诊治。

一、主诉

尿黄20余天，面部皮疹、腹泻2周。

二、现病史及相关病史

患者20余天前无诱因出现轻微尿黄，尿色逐渐加深为浓茶样，患者未予重视。2周前出现右侧颜面散在红色充血性皮疹，压之可褪色，无突出皮面，逐渐累及双侧颊部、左侧眼睑，皮疹表面有脱屑，无明显瘙痒、渗液，伴腹泻，排稀烂便，每日3～5次，大便有时颜色变浅为白陶土样，无发热、腹痛，无下肢水肿。患者5天前开始出现身目黄染、皮肤瘙痒，伴有乏力、食欲下降，自觉厌油、恶心，无腹痛，无腰痛、酱油样小便，遂至我院皮肤科就诊。查肝功能示：AST 827 U/L, ALT 707 U/L, TBIL 466 μmol/L, DBIL 419 μmol/L, ALB 35.8 g/L, GLB 27 g/L, ALP 170 U/L, GGT 35 U/L。腹部CT平扫：胆囊结石，脂肪肝，肝内小囊肿可能性大。现为进一步诊治至我科就诊，拟"肝功能异常查因"收入住院。起病以来，患者无明显发热、畏寒，无性格、行为异常，无咳嗽、胸闷、气促，无关节晨僵、肿痛，无腰痛、排酱油样小便，无明显尿少、脚肿。精神、睡眠可，胃纳明显下降，尿黄如浓茶，大便如前述，体重无明显变化。

既往史：患者自诉半年前开始出现夜间自觉身体发烫，无畏寒、盗汗，未测体温。4个月前开始出现声音略嘶哑，无咽痛，未就诊。否认结核、病毒性肝炎、肝吸虫病、血吸虫病等传染病史，无慢性支气管炎、高血压、冠心病、肾病、糖尿病等慢性病史，无重大外伤及手术史，无食物药物过敏史。预防接种史不详。平素多在外进餐，个人卫生好，否认起病1个月或更久前曾进食生的或未熟的淡水鱼或虾；否认与 HAV、HbV、HCV、HDV 或 HEV 感染者密切

接触史，否认起病前曾有输血或血制品史，否认共用注射器、剃须刀史，否认接受文身、针灸或血液透析治疗史；否认疫区长期居住和疫水接触史。

婚育情况：未婚未育。初潮14岁，周期25～28天，经期3～5天，平素月经量正常，周期规律，无痛经。父母亲均健在，否认家族中有类似病患者，否认遗传病史、肿瘤史。

病史采集的重点和临床启示

从症状上看，患者主要表现为消化道症状，包括腹泻、厌油、食欲下降，并身目黄染，外院检查示转氨酶、胆红素明显升高。除外消化道症状，患者伴面部皮疹，结合患者年龄，应注意全身性、系统性病因所致，应问问各系统伴随症状以及有鉴别意义的症状等。应注意以下几点：①消化系统症状的进一步询问。腹泻的起病诱因、发病情况、症状特点，各种临床表现随时间演变的过程、受影响的程度，相应的治疗和治疗后病情的变化等。其他伴随症状，如有无伴腹痛、血便等。②皮肤症状的进一步询问。了解面部皮疹的诱发因素，是否伴瘙痒，与光照有无联系，有无其他红色斑丘疹、出血性皮疹（可为瘀点、紫癜或瘀斑）、皮肤或皮下结节、网状青斑、眶周红斑等。③询问全身一般情况及非特异症状，如有无发热、消瘦、乏力、关节疼痛、肌肉疼痛等全身表现。④询问有骨关节表现，如有无肌肉疼痛、关节肿痛、骨骼肌萎缩等。⑤注意询问其他多系统损害表现，如有无哮喘、变应性鼻炎、鼻息肉、副鼻窦炎、脑血管意外、进行性心力衰竭，近期有无出现进行性肾功能不全、蛋白尿等。⑥有无其他过敏性疾病史。

经病史采集和初步分析，患者以腹泻、身目黄染为主要表现，伴面部皮疹，提示患者疾病特点为多系统性损害，应注意进一步确认系统性病因。

三、体格检查

患者T 37.8 ℃，P 103次/分，R 15次/分，BP 133/78 mmHg。神志清醒，对答切题，定向计算力正常，面色晦暗，肝掌（－）、蜘蛛痣（－）、胸前毛细血管扩张（－），皮肤中度黄染，注射部位未见瘀斑，巩膜中度黄染，球结膜未见水肿，睑结膜无苍白；双侧颊部、左侧眼睑可见斑片状红色充血疹，表面有脱屑，无出血、渗液，无瘙痒。咽红，双侧扁桃体Ⅱ度肿大，未见脓点。浅表淋巴结未触及肿大。心律齐，肺部未闻及啰音。腹部平坦，腹壁静脉未见显露，腹软，压痛（－），反跳痛（－），未触及包块，Murphy's征（－），肝脏右侧肋弓下未触及，胆囊区压痛（－）。脾脏左侧肋弓下未触及，肝区叩击痛（-），移动性浊音（-），肠鸣音正常。双下肢未见凹陷性水肿，腓肠肌无压痛，扑翼样震颤（-）。

体格检查的重点和临床启示

本例体格检查应重点注意：①生命体征及一般项目。尤其注意体温监测、血压监测，神志、步态等。②皮肤黏膜。注意皮疹、皮下结节、出血性皮疹（可为瘀点、紫癜或瘀斑）等。③头颅五官。尤其注意有无视力异常、视野异常、鼻咽部黏膜病变等。④心肺查体。有无哮喘的相应体征、肺实变体征、心包积液体征等。⑤腹部查体。腹部有无膨隆、血管显露，是否触及包块，有无压痛、反跳痛、腹肌紧张，有无移动性浊音，肝脾有无肿大，肠鸣音是否活跃或减弱，有无血管杂音等。⑥神经系统。有无痛觉、温觉、感觉、深感觉异常，肌力、肌张力、运动协调性检查。

本例患者主要是由黄疸导致的身目黄染，以及面部皮疹，考虑患者为青年女性，应进一步检查以明确相关病因，尤其应警惕变应性自身免疫性疾病。

四、辅助检查

外院检查肝功能：AST 827 U/L，ALT 707 U/L，TBIL 466 μmol/L，DBIL 419 μmol/L，ALB 35.8 g/L，GLB 27 g/L，ALP 170 U/L，GGT 35 U/L。腹部CT平扫：胆囊结石，脂肪肝，肝内小囊肿可能性大。

入院后完善检验检查。血常规：白细胞总数 $6.170 \times 10^9/L$，淋巴细胞绝对值 $1.050 \times 10^9/L$，单核细胞绝对值 $0.70 \times 10^9/L$，中性粒细胞绝对值 $4.42 \times 10^9/L$，血小板计数 $242 \times 10^9/L$，血红蛋白浓度 136.0 g/L。尿常规未见异常。大便常规：粪血红蛋白为弱阳性。凝血四项：凝血酶原时间 15.80 s。肝肾功+电解质：谷丙转氨酶 593.0 U/L，谷草转氨酶 622.0 U/L，碱性磷酸酶 146.0 U/L，白蛋白 34.9 g/L，总蛋白 64.4 g/L，总胆红素 431.02 μmol/L，直接胆红素 354.2 μmol/L。心肌酶谱：乳酸脱氢酶 647.0 U/L。体液免疫：免疫球蛋白G 17.980 g/L，免疫球蛋白M 1.400 g/L，补体C3 0.31 g/L，补体C4 0.05 g/L。

术前筛查八项：乙肝表面抗体 210.232 mIU/mL。肿瘤三项：甲胎蛋白 907.7 ng/mL。甲功七项：三碘甲状腺原氨酸 3.04 nmol/L，甲状腺素 284.1 nmol/L，游离三碘甲状腺原氨酸 11.38 pmol/L，游离甲状腺素 59.17 pmol/L，促甲状腺素 0.00 μIU/mL，甲状腺过氧化物酶抗体 376.04 IU/mL，抗甲状腺球蛋白抗体 87.85 IU/mL。地贫常规、铜蓝蛋白、乙肝两对半、丙肝抗体、肝炎系列Ⅱ、大便找肝吸虫、抗HIV-抗体、巨细胞病毒IgM、EB病毒抗体四项、肥达氏反应、外斐氏反应、血清IgG4测定等无明显异常。ANA 1∶1000，dsDNA抗体、ENA谱、自身免疫性肝病抗体、ANCA四项、抗心磷脂抗体均阴性，类风湿因子阳性。

胸部螺旋CT平扫+三维：①双侧腋窝多发稍大淋巴结。②脾大。③肝实质密度弥漫性减低。淋巴结及双肾、子宫彩超均未见异常。MRCP：胆管炎并胆总管狭窄，慢性胆囊炎。

复查（2017年12月5日）血常规：白细胞总数 5.390×10^9/L，中性粒细胞绝对值 4.290×10^9/L，血小板计数 253.0×10^9/L，血红蛋白浓度149.0 g/L。生化：谷草转氨酶102.0 U/L，谷丙转氨酶230.0 U/L，总胆红素377.74 μmol/L，直接胆红素314.350 μmol/L，白蛋白32.90 g/L，总蛋白66.100 g/L。甲胎蛋白313 ng/mL。胰腺炎二项：血淀粉酶267.0 U/L，脂肪酶770.0 U/L。C反应蛋白4.610 mg/L，降钙素原1.14 ng/mL。

复查（2017年12月8日）血常规：白细胞总数 13.590×10^9/L。谷丙转氨酶161.0 U/L，谷草转氨酶206.0 U/L，总胆红素405.340 μmol/L，直接胆红素332.660 μmol/L，白蛋白34.0 g/L，血淀粉酶191.0 U/L，脂肪酶446.0 U/L。血清降钙素原0.320 ng/mL。凝血酶原时间30.2 s，凝血酶原活动度27.0%。

复查（2017年12月11日）总胆红素410.91 μmol/L，直接胆红素325.45 μmol/L。血淀粉酶153.0 U/L，脂肪酶296.0 U/L。谷氨酰转肽酶85.000 U/L。游离甲状腺素30.330 pmol/L，促甲状腺素0.00 μIU/mL。补体C3 0.83 g/L，补体C4 0.16 g/L。甲胎蛋白313 ng/mL。全腹螺旋CT平扫：①急性胰腺炎，胰腺周围渗出并积血、积液，局部假性囊肿形成；腹膜炎，腹腔少量积液，建议治疗后复查。②肝S8小囊肿。③胆囊炎。④左侧肾上腺稍增粗。

复查（2018年4月23日）肝胆胰脾螺旋CT平扫+增强扫描（上腹）：①胰腺炎，胰腺多发假性囊肿，胰管扩张较前进展，胰腺周围积液较减少；腹腔少量积液，大致同前。②肝S8小囊肿。③胆囊炎。彩超未见明显腹水（图1、图2）。

病例24 拿什么拯救你，脆弱的胰腺——狼疮性重症胰腺炎

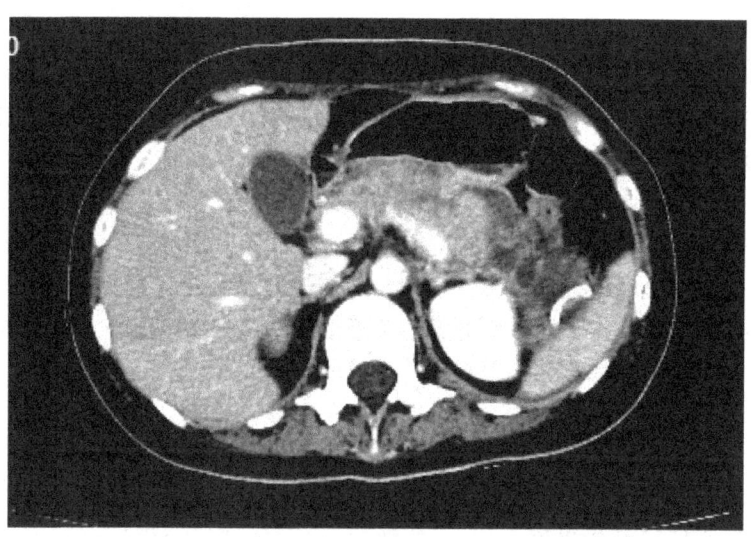

图1 肝胆胰脾CT可见胰腺炎改变（1）

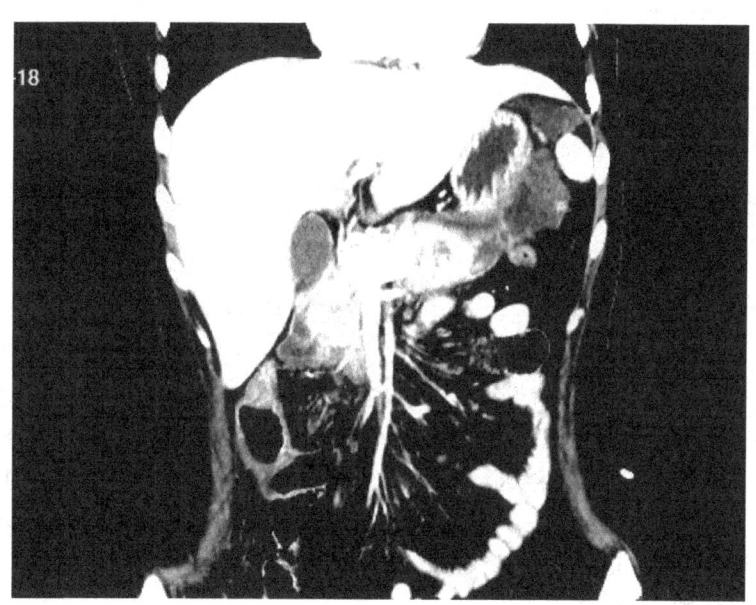

图2 肝胆胰脾CT可见胰腺炎改变（2）

辅助检查的重点和临床启示

初步检查时应着重注意：①血常规，尿常规，生化全套，ESR、CRP 和其他炎症标记物等，以了解患者基本情况。②自身抗体检查，有利于进一步确认是否存在自身免疫性疾病。③感染性病因筛查，有利于进一步明确肝炎的性质，排查感染性病因导致的肝炎。

经查，患者多项检查有阳性发现，除外转氨酶及胆红素明显升高，还发现补体下降、抗核抗体阳性，而肝炎相关检查未见阳性发现；全腹 CT 提示胰腺炎。综上可确诊为系统性红斑狼疮，累及胰腺。

五、诊断

（1）系统性红斑狼疮。
（2）急性重症胰腺炎（自身免疫性胰腺炎）。
（3）胰腺假囊肿。
（4）腹膜炎。
（5）肝炎（急性）。
（6）胆囊炎。
（7）桥本甲状腺炎。

六、治疗方案及转归

患者入院期间予注射用甲泼尼龙琥珀酸钠 40 mg qd，后调整为甲泼尼龙琥珀酸钠 80 mg qd，第一次腹痛后给予注射用甲泼尼龙琥珀酸钠 250 mg 及丙种球蛋白 20 g 冲击治疗，后继续予注射用甲泼尼龙琥珀酸钠 60 mg qd 治疗。住院期间出现低热，并有上腹部绞痛，平躺或坐起时疼痛明显，查血淀粉酶、脂肪酶升高，考虑为"急性胰腺炎"，予禁食、补液、抗感染、抑酸、注射用生长抑素 3 mg q12h 维持及解痉等处理。患者查胆红素有进行性上升趋势，将注射用甲泼尼龙琥珀酸钠调整至 60 mg qd，并予丙种球蛋白治疗。12 月 13 日患者腹痛已缓解，予恢复流质饮食。

至 2019 年 7 月 8 日肝外科复查淀粉酶 634 U/L，脂肪酶 689 U/L。复查上腹部 CT 增强示：胰腺炎，胰腺多发假性囊肿积液，胰头、胰体病灶较前缩小，胰腺尾部病灶较前增大，胰管轻度扩张；胰腺周围少许积液，并引流术后改变。随后在肝胆外科定期复诊，狼疮方面给予小剂量激素、羟氯喹维持。

病例24　拿什么拯救你，脆弱的胰腺——狼疮性重症胰腺炎

诊治小结和思考

该患者为年轻女性，既往体健，此次就诊主因尿黄、外院检查发现转氨酶和胆红素显著升高，故首诊科室为感染科，但在患者病史当中，存在肝功能异常无法解释的表现，包括面部散在皮疹，以及半年前已有全身性不适，如低热感、乏力等。此时，作为一个风湿免疫科医生遇到面部皮疹，要注意系统性红斑狼疮的可能。入院后免疫方面的检查结果证实这一预判，补体降低，以及抗核抗体1∶1000，结合病史及查体可确诊系统性红斑狼疮。初步治疗方案包括足量激素、护肝退黄等。患者随后病情出现第一次变化，即入院后患者出现上腹绞痛。上腹部突发疼痛应该考虑：急性胰腺炎、上消化道溃疡穿孔、急性胃炎、急性胆囊炎等。立即完善检查，发现淀粉酶、脂肪酶显著升高，因此可确诊急性胰腺炎。那么急性胰腺炎是否与系统性红斑狼疮相关？该患者无胆道疾病的病史，影像学排除了胆囊结石，也无暴饮暴食等问题。系统性红斑狼疮出现胃肠道损伤还是比较常见的，包括肠系膜血管炎、自身免疫性肝病，以及急性胰腺炎。这是相对较急的病症，需加强狼疮方面治疗，包括把激素量加大，应用丙种球蛋白，以及对急性胰腺炎的对症治疗，如禁食、抑酸、抑制胰酶分泌等。经治疗后患者的疼痛得以缓解。

但患者病情再次出现了变化，即第一次腹部绞痛之后的十天，再次出现上腹部的剧痛，平卧加剧而且有放射，但此时患者复查胰酶并没有明显的升高，但全腹CT仍提示急性胰腺炎且明显加重，伴有周围的渗出、积血、积液和假性囊肿形成，甚至出现了腹膜炎。患者虽然影像学和症状都提示病情恶化，然而血清胰酶指标却仍然正常。进行胰周引流液检查，发现引流液淀粉酶及脂肪酶明显升高。应警惕是否产生了胰腺自我消化，但胰酶并没有进入到血液中，而是渗出至胰周区域，由于胰酶进到血液中的量有限，故而导致血清胰酶指标未见明显升高。此时监测血清的胰酶指标，则指导意义有限。患者在引流后大约2周，再度出现腹痛，彩超发现新发囊肿形成，后续囊肿及胰周积液反复，患者长期不能正常进食，导致营养状况较差。此时复查系统性红斑狼疮相关参数，发现免疫方面的指标，包括抗核抗体、抗dsDNA抗体以及补体，皆显著好转。综合分析病情重点，患者的胰腺炎虽源于系统性红斑狼疮，但此时系统性红斑狼疮已得到控制，现主要矛盾在于胰腺炎出现积血积液，以及渗漏、胰腺自我消化，导致后续一系列的并发症。因此后续治疗应把重点放在胰腺炎的局部治疗，但因胰腺处在自我消化的状态，血管受损导致难以止血，以及反复渗血渗液，该病患多次在肝胆外科和外科ICU等多个科室反复住院。最终随着不断的引流，以及营养支持、控制原发病，患者胰周渗液逐渐改善，但仍长

期保留腹腔引流管。

该病患以肝功能损伤作为首发症状,很可能首诊科室不是风湿免疫专科,漏诊风险大,但如果全面看待的话,其皮疹无法用肝功能损伤来解释,应注意到狼疮的可能,及时请风湿免疫科会诊和治疗。此外,对于狼疮合并消化系统受累的患者,一定要非常警惕急性胰腺炎的可能,因重症急性胰腺炎后续的治疗相当棘手,预后也较差。